MÉMOIRES AUTHENTIQUES

D'UNE

SAGE-FEMME.

Imprimerie de P. BAUDOUIN,
rue Mignon, n. 2.

MEMOIRES

AUTHENTIQUES

D'UNE

SAGE-FEMME,

PAR

MME ALEXANDRINE JULLEMIER,

SAGE-FEMME DE LA FACULTÉ DE PARIS.

Ici les esquisses sont toujours des portraits.

J'ai voulu soulever quelques replis mobiles et changeans du cœur humain.

I claim the indulgence due to a female who seeks not celebrity, but to warn the unsuspecting of her sex from placing too much confidence in undeserving men.

DEUXIÈME ÉDITION.

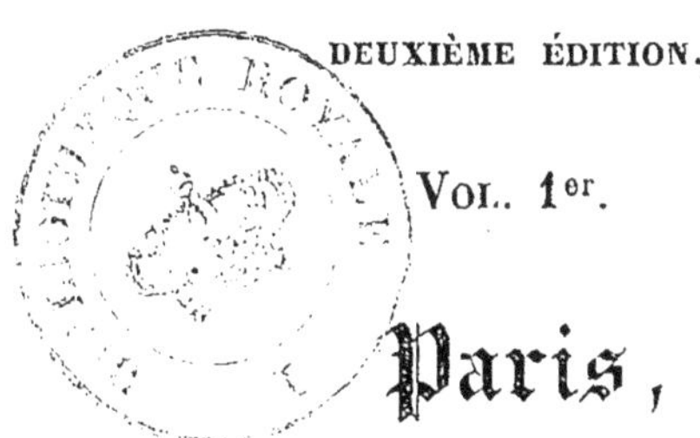

VOL. 1er.

Paris,

DUMONT, LIBRAIRE-EDITEUR,

Palais-Royal, 88.

BONNAIRE,
Boulevard Poissonnière, 20.

DELAUNAY,
Palais-Royal, galerie de Valois.

L'AUTEUR, RUE BLEUE, 19.

1835.

CE QUE JE DOIS VOUS DIRE D'ABORD.

—

Il y a quatre ou cinq ans, c'est-à-dire avant que le drame courût les rues et que les pavés eussent des fastes, on raffolait de *révélations secrètes*; la mine féconde des anecdotes accomplies sous le rideau pouvait à peine satisfaire l'appétit d'une avide curiosité, qu'affriandaient le mystère et surtout le scandale. Mais notre public confesseur commence à se lasser des redites de la presse confidentielle ; les consciences se font plagiaires ; on rebrode de vieux péchés sur des vies modernes, et le lecteur, naguère indulgent pour les pécheurs qui l'amusaient, refuse aujourd'hui son absolution aux pénitens qui l'ennuient.

Et par cette raison, j'hésitais à publier les notes que j'ai butinées, si j'ose m'exprimer ainsi, dans une carrière où l'intérêt se montre véritablement fort pittoresque. J'ignorais alors que sur dix écrivains qui se prennent à faire un livre, il y en a, de bon compte, sept qu'on embarrasserait prodigieusement en leur demandant ce qu'ils prétendent établir et prouver. C'est un avis, dépouillé d'artifice, qu'un de nos littérateurs en vogue me fit tout récemment... « Jamais je ne fais mieux, me dit-il, qu'au moment où je ne sais pas ce que je vais faire. »

Le jour où l'auteur à la mode me dit cela dans un cercle de la nouvelle Athènes, il ne se trouva pas sur la place de chevaux assez vifs, de voitures assez roulantes, au gré de mon impatience, pour me conduire chez moi. Légère comme la sylphide Taglioni, je m'élance, je coudoie le concierge de ma maison; je fais tournoyer sur eux-mêmes deux paisibles locataires; je monte l'escalier en collégien de sixième; je me précipite dans mon cabinet, puis vers mon secrétaire. Il me semble que la clef tourne vingt fois, et cependant la serrure n'a que deux tours. Je saisis un cahier blanc j'écris, j'écris sans hésiter. L'abondante franchise de l'homme de lettres renommé vient de m'apprendre que je suis, en commençant mes révélations, beaucoup plus avancée que lui; car j'ai un but, un but moral même. Je le croyais vague, mais il n'était que vaguement senti. Ma mission de mémorialiste s'offre maintenant à mon esprit, lucide, rationnelle, arrêtée. Je puis répondre à la voix de ma conscience littéraire : « Je veux soulever quelques replis mobiles et changeans du cœur humain, jeter quelques traits nouveaux sur le tableau de cette vie intime qui, seule peut-être, offre avec candeur les mœurs d'une époque. Dans le mystère du cabinet, du boudoir, de l'alcôve, sous la voûte ombreuse et discrète des marronniers, dans la solitude du kiosque, où la lune éclaire le rendez-vous sans le trahir, les penchans se révèlent; au grand jour des sociétés, le caractère se compose: sentez-vous la différence ? Et puis, rien de piquant comme d'opposer les actions aux paroles : par exemple, l'homme élevant dans l'ombre l'édifice de sa prospérité avec le bien-être d'autrui, et faisant parade en public d'une générosité expansive, d'une philantropie profonde... en protestations... «n'est-il pas vrai, monsieur le docteur, que cela se voit dans le monde, » dis-je à un jeune médecin qui venait d'entrer, après lui avoir lu la dernière phrase tombée de ma plume... En ce moment, il prit au nouveau-venu une petite quinte de toux qui, pour n'être pas très naturelle, n'en était pas moins opportune..... Le docteur dont il s'agit ici est l'homme de France qui sait tousser le plus à propos.

Je vous donne le préambule de mes *mé-*

moires, tel que je le traçai ce jour-là, en revenant de la nouvelle Athènes. Je me suis mise sans réserve sur le papier : pensées, distractions, vivacité d'exécution, tout est venu s'aligner sur le feuillet que vous achevez de lire. J'ai dramatisé de mon mieux ma première scène d'exposition. A cette heure, il faut, je le sens, vous parler de moi. Par le temps qui court, deux choses importent essentiellement à la sécurité des personnes : c'est de savoir à qui l'on parle dans la rue ou dans un salon, et de connaître celui ou celle qui vous parle dans un livre. Des deux côtés, il y a, chacun le sait, grand danger de déception, au moins.... Et vraiment ce n'est pas seulement avec le moral des gens que notre siècle investigateur veut faire connaissance : il entend bien aussi qu'on se produise à lui physiquement, non pas en profil, pas même en buste, ce qui serait avantageux à je ne sais combien de femmes, irréprochables du sommet de leur chevelure à la partie inférieure de leur taille, comme madame Val... et sa fille, madame Giraud...

C'est en pied que l'œil d'un public exigeant se plaît à examiner, à critiquer ce sexe dans lequel Legouvé *célébrait des humains la plus belle moitié*, avant que la politesse fût un préjugé et la galanterie un ridicule. Va donc pour mon portrait en pied. Me voici debout devant mon armoire à glace, tenant la plume d'une main, et posant l'autre sur ma conscience de peintre. J'esquisse mes traits avec une fidélité dont je vous prie instamment d'être convaincu, vous, lecteur galant; quant à ma lectrice, je ne lui demande pas un sacrifice impossible : il lui serait trop pénible d'avouer qu'une autre femme qu'elle fut jolie. Ceci convenu, je commence.

La glace que j'interroge m'offre, si je ne me trompe, de longs cheveux châtains d'une nuance heureuse; des yeux bleus, où parle la pensée, où l'impression se trahit, si vous voulez. Je vois une bouche qui n'est pas sans fraîcheur, et que le sourire peut entr'ouvrir avec quelque avantage. Tout cela constitue une de ces physionomies mobiles, vives, rieuses, que l'ame éclaire de son reflet ; ce qu'on appelle vulgairement une physionomie franche et ouverte... Jolie!... je ne sais : c'est un point délicat sur lequel je m'abstiens de prononcer... Ces glaces sont si flatteuses! Cette tête-là, belle ou non, repose sur un corps grand, droit, généreusement conformé, dans lequel la vie circule active, puissante, et dont les proportions ont, à ce qu'il paraît, quelque aimant pour le regard.

Mais l'âge, vont s'écrier les curieux qui se plaisent à interroger une femme sur le point qu'il lui importe quelquefois le moins d'éclaircir... l'âge!... Vraiment, il est malheureux que ni Machiavel ni Escobar, de cauteleuse mémoire, ne nous aient laissé un petit traité sur ce sujet... c'eût été le *vade mecum* des dames dont la quarantaine complète a sonné. Moi, je dirai bien vite que, le 5 août 1834, j'atteignis ma vingt-septième année. Il doit vous paraître étrange de me voir, si jeune encore, et sage-femme, tailler la plume confidentielle. D'ordinaire, écrire ses mémoires est le soin des dames âgées ; mais moi, je me fais mémorialiste sans avoir perdu une seule de mes dents ; peut-être même suis-je fâchée d'être contrainte d'en avoir une contre quelqu'un de mes contemporains. Au reste, la malice, on le sait, profite au corps social : les remèdes amers sont souvent les plus salutaires... Je gage, monsieur le docteur, que c'est aussi votre avis.

C'était le bon temps que celui où les mémoires commençaient, de toute nécessité, par : *Je suis née, je vis le jour sous le ciel de....* Cette formule classique vous faisait tout d'abord entrer en matière. A présent, il faut s'ingénier pour trouver un début piquant, original. L'originalité, voilà le véhicule de tout succès. Malheur à la vérité elle-même, si elle se présente avec des allures vulgaires. Et jugez de mon embarras, à moi qui dois vous parler d'un tuteur amoureux de sa pupille, comme un Espagnol du temps d'Isabelle. De plus, vous allez voir arriver à la file tous les élémens anti-romantiques qui se rencontrent dans les narrations du dix-huitième siècle. Décidément, la destinée est de la vieille école. Je me vois pourtant forcée de vous dire, sans le moindre élan poétique, que mon père avait peu de fortune ; l'aisance de la maison tenait particulièrement aux honoraires, assez considérables, attachés aux fonctions qu'il exerçait. Ce bien-être viager ne pouvait profiter à ses enfans que sous l'inspiration d'une économie incompatible avec la manie de briller, et l'auteur de mes jours n'en était pas exempt.

Rarement l'expérience arrive à temps : mon père, parvenu, jeune encore, à son lit de mort, regretta d'avoir semé trop de fleurs sur notre jeunesse, et de n'y avoir pas réuni assez de germes féconds. Ma mère, en se remariant, pensa, comme toutes les femmes qui convolent à un second hymen, que ce parti était essentiellement dans l'intérêt de ses enfans : c'est une opinion que ne manquent jamais de se faire les jeunes veuves chez lesquelles le raisonnement se forme, quelquefois à leur insu, des émotions d'une nature encore impérieuse; mais cette influence un peu matérielle on ne se l'avoue pas. On se remarie pour donner un second père à sa jeune famille; quoi de plus sage? Peu de temps après, il se trouve que les enfans du premier lit gênent les habitudes du nouveau ménage; on leur choisit un tuteur chargé de leurs intérêts; rien de plus simple qu'il le soit aussi d'achever leur éducation et de les établir. Il semble alors que la sollicitude à exercer envers eux ait dû passer dans la curatelle, et que la tendresse paternelle ou maternelle soit transmise au gérant de la fortune des pupilles, comme un document de comptabilité.

C'est à peu près ce qui m'arriva. Le tuteur qu'on me donna était aussi mon parrain; il jouissait d'une fortune considérable, et demandait, même avant la mort de mon père, qu'on m'envoyât auprès de lui. Cette proposition s'embellissait d'une perpective fort intéressante: l'administrateur de ma petite légitime n'avait point d'enfans; l'attachement qu'il me vouait paraissait expansif; je pouvais devenir son héritière. J'allai habiter sa maison à l'âge de huit ans. Quand je fus nubile, je me trouvai insensiblement lancée dans une société nombreuse, car mon tuteur recevait beaucoup. J'atteignais cette heureuse saison de la vie où l'on jouit avec délices des charmes du monde : quelle jeune fille ne sentit pas éclore innocemment ses passions à la vue de la nuance délicate d'un ruban heureusement chiffonné, du suave reflet d'un collier de perles, ou de l'étoffe soyeuse qu'une couturière habile fait onduler avec grâce sur la danseuse au pied léger ?

Alors on envie la parure parce qu'elle brille; un peu tard, elle est l'objet d'une vive convoitise, parce qu'elle embellit. Il en est ainsi de tous les plaisirs avant qu'ait lui cette aurore de nouvelle vie qui point avec le quinzième printemps : la musique plaît à l'oreille; la danse amuse par cette agitation bruyante que recherche l'enfance; le jeu lui-même la séduit par ses chances capricieuses, par la variété de ses coups. Tout cela change dès que quinze ans sont venus. La parure devient alors un élément de conquête ; l'harmonie n'est plus une suite d'accens modulés, c'est une langue, c'est le dialecte du cœur. La danse cesse d'être un simple exercice, une récréation imaginée pour éloigner l'ennui ; elle devient une combinaison coquette de poses, d'attitudes, de souples mouvemens : c'est quelquefois plus, car les sens y cherchent cet abandon qui, trop souvent, commence le triomphe d'un sexe et la défaite de l'autre.

J'eus bientôt atteint, dans les cercles fastueux de mon parrain, cette seconde période de sensations où le plaisir, cessant d'être un passe-temps enfantin, devient une séduction puissante, une impression profonde ; mais en même temps que mon cœur s'y livrait, mon esprit s'occupa du soin de rendre durable l'existence décorée d'attraits qui commençait à me luire. Je ne me faisais point illusion sur l'insuffisance de ma fortune acquise : elle consistait uniquement dans la moitié du revenu d'une maison située dans le quartier de l'estrapade, revenu partagé avec ma sœur, et qui ne dépassait pas 2,200 francs. Assurément, ç'eût été un bien-être très confortable pour l'honnête propriétaire retiré d'un commerce d'épicerie de la rue Mouffetard ; mais moi, qui me sentais bercée chaque soir des manières presque aristocratiques de la Chaussée d'Antin, moi, dont l'imagination dorée ne s'était jamais exilée qu'à regret au-delà du pont Notre-Dame, j'osais à peine avouer ma propriété de l'Estrapade ; et quand je la visitais, il me semblait que je rapportais dans le tourbillon une empreinte de faubourg Saint-Marceau attachée à mon visage. Dailleurs, quelle ambition de quatorze ans s'arrêta jamais à 1,100 livres de rente? A cet âge, l'avenir est sans bornes ; les espérances ne reconnaissent point de limites. Pas une fillette parée de quelques charmes qui ne rêve le trône de Golconde, légué à l'heureuse Aline par la muse généreuse de Boufflers. Mes vœux allaient moins loin : j'aspirais seulement au joli coupé que traînent deux coursiers aux formes sveltes, et dont la femme du beau monde descend avec une feinte insouciance, lorsque, tout exprès pour se montrer, elle se rend aux Tuileries à l'heure où les élégantes, les dandys gâtent de leur musc le parfum de l'allée des orangers.

Vous concevez bien que, dans ma pensée, l'équipage était le complément d'une prospérité composée de tout ce qui sourit aux jeunes imaginations : toilette, écrin, meubles délicieux, appartemens assombris par les plis redoublés du tissu de soie se croisant sur la mousseline brodée. Et parmi les superfluités indispensables à l'opulence, mes chimères n'exceptaient ni la demi-loge aux Bouffes et à l'Opéra, ni les deux ou trois soirées par an qui vous classent parmi les notabilités, pourvu qu'à ces soirées le nombre des convives ne soit pas resté au-dessous de deux cents; pourvu que nos dames et nos fashionables n'y aient pas perdu moins de cinquante à soixante manteaux.

Comment oser me promettre un tel avenir, lorsque pour principe réel il n'avait que le produit modique de ma maison de l'Estrapade? c'eût été certainement une insigne folie, si, en même temps que le songe de mon opulence future, ne se fût pas élaboré dans ma pensée le plan d'une fortune à faire. Ceci donnait un autre caractère à mes châteaux en Espagne : les matériaux en devenaient moins vaporeux, moins fantastiques.

Or le prototype de mes projets ambitieux s'était gravé dans mon esprit en voyant, certain soir, madame La Chapelle, célèbre sage-femme, s'élancer d'une élégante voiture à la porte de mon parrain. J'ai toujours devant les yeux ces panneaux luisans, ces glaces diaphanes, ce laquais et ce cocher en livrée; et les coursiers aux naseaux fumans qui formaient ce bel attelage piaffent encore dans mes souvenirs...

Lorsque je demandai le nom de cette dame, avec laquelle j'eus depuis tant et de si agréables rapports, on répondit amplement à ma question en me disant :

« C'est madame La Chapelle, la plus habile accoucheuse de Paris. C'est une femme d'un talent éminemment recommandable, que la médecine doctorale persifle très agréablement au chevet des malades, parce que cela sert à user quelques minutes d'une visite; mais elle jouit d'une grande réputation, parce que, dans tout ce qui tient à son art, personne ne l'a jamais surpassée. Vous le voyez, ajouta-t-on, cette fameuse praticienne a le plus bel équipage qu'on puisse voir : rien de fructueux comme sa profession, quand on l'exerce d'une manière distinguée... de l'habileté pour moyen, des faiblesses humaines pour matière exploitable... toutes les réussites du monde sont dans le rapprochement de ces deux principes. »

Ce discours fixa ma vocation avant même que, par mes communications avec madame La Chapelle, j'en eusse puisé le goût dans une sphère de considérations plus élevées.

« Mon enfant, me disait quelquefois cette femme célèbre, quand je lui eus fait part de mes intentions, vous ne pouvez mieux faire : outre l'avantage que procure l'art des accouchemens aux sages-femmes qui l'exercent avec talent, avec discrétion, il les honore et les place haut dans l'estime de leurs contemporains. Rappelez-vous ce que je vais vous dire, continua-t-elle avec chaleur : Le temps n'est pas loin où les bienséances et la pudeur rentreront dans leurs droits, en prononçant enfin l'exclusion des hommes d'une partie de l'art qui ne peut être exercée par eux qu'en obligeant notre sexe à rougir aux yeux du leur, non pas seulement de ses faiblesses, mais aussi d'un *dégasement* absolu, qui, certes, est plus que désobligeant.

« Les médecins répandront autant qu'ils le pourront le préjugé qui proclame, sinon notre incapacité, du moins notre insuffisance dans les cas difficiles ; mais comme des déclamations jalouses ne sauraient tenir lieu de raisons, et qu'il n'est pas aisé de prouver qu'une sage-femme doit être incapable, par le seul motif qu'elle est *femme*, il sera bientôt permis à l'expérience et au raisonnement de démontrer qu'après de bonnes études, une accoucheuse, soit par la souplesse de mouvemens naturelle au sexe, soit par la proportion de sa main, conviendrait mieux qu'un médecin à l'art des accouchemens, quand même il ne serait pas affligeant pour la morale publique de voir toute la partie féminine d'une population livrer le signalement de ses charmes secrets aux médecins de la ville, et exposer plus d'une dame à rencontrer dans le monde un homme qui les connaît mieux que son mari *.»

Le conseil de madame La Chapelle acheva de consolider mon parti pris; je ne fis plus ma

* Louis XIV donna le premier exemple d'un accouchement fait par un homme, en appelant le docteur Clément pour la première couche de mademoiselle de Lavalière; c'est à cette innovation que ces vers font allusion:

Le premier en Europe il fit rougir Lucine,
Et changeant en vertu son impudique ardeur,
Au rang des préjugés il plaça la pudeur.

LUCINIADE.

L'exemple qui part de haut met en vogue les coutumes les plus dépravées; on s'éloigna alors d'un usage pudique consacré par une longue suite de siècles. Les anciens invoquaient toujours les déesses, et non les dieux durant les accouchemens.

lecture habituelle que des livres de médecine. Mon curateur consentit à m'acheter l'excellent traité de Baudelocque sur les accouchemens, et tous les ouvrages publiés par madame Boivin. Ces écrits savans ne me quittaient plus; ils m'accompagnaient à la promenade, m'isolaient dans notre salon bruyant; et, chaque soir, mon Baudelocque venait prendre place sous mon oreiller, comme l'Iliade sous le chevet d'Alexandre.

De temps en temps, surprise dans les bosquets du jardin, consultant les gravures ultra-pittoresques de mon livre, j'avais à supporter les plaisanteries malignes qu'on m'adressait. Il faut avouer qu'en effet cette occupation et ma quatorzième année devaient paraître quelque peu incompatibles; plus d'une fois

[1] L'auteur de la Luciniade dit encore :

Mon art devrait sans doute être interdit aux hommes,
Mais on est sans pudeur dans le siècle où nous sommes;
A qui n'a plus de mœurs tout paraît innocent;
Pour qui ne rougit plus, il n'est rien d'indécent.

je fus forcée de faire rentrer vivement dans l'idiome des bienséances certains jeunes gens, très confians d'ailleurs dans leur mérite, et qui, me voyant si attentivement occupée des *résultats*, essayaient de me parler des *causes*.

Mon parrain était le premier à rire de la singulière application de mon aptitude. Homme fort instruit et très exercé dans les arts d'agrément, il se plaisait à diriger mon éducation: souvent il rectifia les leçons de mes maîtres de musique et d'histoire, sur lesquels il possédait un avantage supérieur à tout système d'enseignement, le goût. Jaloux de son ouvrage, il finit par s'affliger de la préférence presque exclusive que j'accordais à l'étude des accouchemens. «Etrange parallèle, disait-il, des principes du danseur Coulon et des exercices de l'harmoniste Bethowen.« Il ne voyait toutefois dans ce qu'il appelait ma monomanie médicale qu'une extension, singulièrement dirigée, du désir d'apprendre. Sa surprise fut donc extrême lorsque je lui déclarai que mon intention bien prononcée était d'être sage-femme, et que je le priais de me faire conduire tous les jours au cours de madame La Chapelle, qui voulait bien m'admettre parmi ses élèves, ainsi qu'à ceux de M. Dubois, à six heures du matin.

Indépendamment d'une vocation invincible, mon projet ne manquait pas de sagesse, considéré avec les idées d'éloignement que m'inspirait la médiocrité; car mon tuteur, malgré de grandes démonstrations d'amitié, dont je ne soupçonnais pas alors le mobile secret, mon tuteur n'avait jamais parlé d'ajouter à mon avoir : ma mère et mon beau-père s'étaient apparemment trompés en lui en supposant l'intention. D'un autre côté, ma sœur et moi venions d'être brusquement émancipées, sans arrêter la rapide décadence d'une partie du bien de mon père, restée entre les mains de son successeur au lit de ma mère, et qu'il dissipait en folles spéculations. Il y avait donc nécessité, au moins selon mes vues, à ce que je m'appliquasse plus que jamais à étudier l'art que je voulais exercer.

« Avec ma part du produit de la maison de l'Estrapade, me répétais-je à chaque instant pour exciter encore mon zèle, je ne pourrai jamais acheter une voiture ; et bien décidément, on ne saurait vivre honorablement sans une voiture... Quand je serai reçue, quand j'aurai mon diplôme, je louerai une jolie maison à la Chaussée d'Antin, avec jardin anglais ; je la meublerai magnifiquement. Le mystère calcule peu : j'aurai des pensionnaires riches, conséquemment généreuses... car au sommet de l'échelle sociale, on se trouve placé si haut !... la tête tourne souvent aux dames.

« Oh ! oui, oui, je ferai bien promptement ma fortune. C'est incontestable... étudions courageusement. »

Je suivais avec une ponctuelle assiduité les leçons de madame La Chapelle, soit chez elle, soit à sa clinique de la Maternité ; je n'étais pas moins assidue à l'enseignement du docteur Dubois. Voici, quant à ce médecin, un petit épisode que je ne dois pas omettre. Son cours tenait à six heures du matin en hiver ; il fallait s'y rendre à travers une brume très froide, ou braver une température plus rigoureuse encore. Je me souviens que la bonne qui m'accompagnait, moins bien fourrée que moi, gagna un fort rhume; et, quoiqu'elle m'attendît un étage au-dessous de l'amphithéâtre où les élèves écoutaient le professeur, il arriva que cette fille toussa de manière à troubler le cours. Le jour même de cet incident, nous traversions, quelques unes de mes condisciples et moi, le jardin du Luxembourg pour retourner chez nous, et comme nos socques étaient couverts de la boue épaisse qui ne manque pas dans cette saison rue d'Enfer, nous passions légèrement le bout de notre chaussure dans une mare d'eau, afin d'en détacher la crotte. M. Dubois fils nous surprit dans cette occupation : « Ah! ah! mesdemoiselles, nous dit-il en riant, voilà qui n'est point hygiénique du tout; puis, s'approchant de moi, il ajouta : — Ma belle enfant, vous particulièrement, je veux vous faire gronder, après demain, de ce petit trait de coquetterie. » Sur ce, nous voilà partant d'un grand éclat de rire, et défiant notre jeune critique de nous dénoncer à son père.

Par une singulière fatalité, presque toutes les sages-femmes internes, à la leçon suivante du docteur Dubois, étaient enrhumées. Ce professeur, se rappelant que l'avant-veille son cours avait été troublé par une tousseuse, se prit à nous dire : « Mesdames, je vous préviens que la première d'entre vous qui toussera sera bannie pour quinze jours de mes leçons... Ah! vous allez laver vos souliers dans les mares d'eau, vous gagnez des rhumes, et vous venez ensuite tousser à mon cours... Il faut un exemple pour réprimer un tel abus, et je le donnerai. » M. Dubois avait prononcé cette petite harangue correctionnelle d'un ton moitié plaisant, moitié sérieux; mais la suite en fut tout à fait grave : dix à douze élèves internes, bien innocentes de notre lavage de socques, quittèrent l'amphithéâtre pour que le malin professeur ne les entendît pas tousser, et furent privées de la leçon.

Mais moi et mes compagnes gardâmes obstinément rancune au dénonciateur Dubois fils : il eut beau faire l'aimable auprès de nous quand il nous rencontrait, et débiter à notre oreille les choses les plus obligeantes, nous avions juré de ne jamais lui parler, et le serment fut fidèlement gardé.

Les choses en étaient là, lorsque la femme de mon parrain, que j'appelais ma marraine, mourut d'une hydropisie de poitrine. Je regrettai vivement cette excellente dame, dont les bontés pour moi n'avaient pas été moindres que celles de son mari, et étaient plus désintéressées, ainsi qu'on va le voir.

On avait à peine enterré madame M***, sa dépouille mortelle n'était pas refroidie, et l'air retentissait encore de son glas funèbre, lorsque je fus tout à coup assaillie des assuidités galantes de mon tuteur. Il me chercha, me poursuivit avec une ardeur qui eût été insolente dans un jeune homme, et que je trouvai effrayante de la part d'un galant de cinquante ans. Il me joignit une fois au fond du jardin, et me ceignant la taille d'un bras caressant, il me fit la plus positive déclaration, me disant qu'il ne serait heureux que si je devenais sa femme; mettant à mes pieds, ajoutait-il, tout ce qu'il possédait au monde.

Quant à ses biens, il ne les plaçait ainsi à mes pieds que par métaphore; mais il s'y laissa glisser lui-même très effectivement, ce qui me parut plaisant au point de m'arracher un éclat de rire que je ne pus réprimer.

L'accueil fait à l'amour de mon romanesque admirateur était, j'en conviens, peu décent; mais si vous aviez vu cette vieille figure se dessinant, empourprée et lumineuse de regards, sur la feuillée environnante... vrai, Jérémie lui-même eût payé son tribut d'hilarité à ce portrait à la Callot... Pouvais-je garder mon sérieux, moi, jeune fille qui, en dépit de mes études savantes, ne comprenais nullement la partie sentimentale de cette scène, et n'en voyais que le côté grotesque!

« C'est bien, mademoiselle, s'écria l'amoureux vieillard qui, depuis un instant, essayait vainement de se remettre debout, c'est très bien et surtout très respectueux... Ingrate! moi qui ai tant fait pour vous... voilà donc la reconnaissance que vous me réserviez?

— Pardon, répondis-je, en m'efforçant de reprendre mon sérieux, je puis dès cet instant reconnaître dignement vos bontés... permettez que je vous aide à vous relever... Et je me penchai pour soulever la masse soupirante qui s'était comme évanouie sur elle-même à mes genoux...

— De l'ironie! c'est trop fort.

— De l'ironie! nullement, mon parrain: j'essaie de vous sauver un ridicule, voilà tout... Car si l'on venait, le groupe que nous formons en ce moment paraîtrait, je vous l'assure, plus gai que pathétique; et lorsque l'on a mérité, comme vous, l'estime publique par de belles qualités, il doit être pénible de la laisser atteindre en affichant un travers. D'ailleurs, ce sont des soins et des soupirs perdus: fût-ce avec le roi de France, je ne me marierai jamais.

— Vous avez dit un travers, mademoiselle?

— Je devrais peut-être dire un vice... Songez, monsieur, songez que la couche où vient d'expirer votre épouse est encore brûlante...

Ici mon tuteur fit un effort violent et se trouva sur ses pieds...

— Vous parlez d'ingratitude, de services oubliés... continuai-je, je ne mérite pas un tel reproche; mais jamais je ne m'imposerai le genre de reconnaissance que vous exigez de moi, et qui, dans l'esprit d'une autre, diminuerait assurément le mérite des bienfaitsquevous me rappelez.Je le répète,je ne veux point me marier: c'est acheter trop cher et les avantages et le bonheur de l'hymen que de leur sacrifier le plus réel de tous les biens, la liberté. De grâce, ne me parlez plus de mariage, mon cher tuteur; vous fûtes mon maître de géographie, d'histoire, de musique : vous le savez, j'étais une élève docile; mais je serais une écolière rebelle sous le martinet du ménage. C'est un parti pris à n'y plus revenir. »

Mon parrain ne répliqua pas, et s'éloigna brusquement. Mais ses poursuites ne furent interrompues que peu de jours ; il m'obséda ensuite avec une accablante persévérance : point de maladie plus incurable que l'amour d'un vieillard. C'était un tourment de toutes les heures, de tous les instans. Enfin, craignant que mon vieil amant ne se portât à des entreprises audacieuses, j'abandonnai l'appartement que j'occupais assez près du sien, et je me reléguai à l'autre extrémité de la maison, dans une chambre où je me gardai presque militairement. Chaque soir je formais derrière ma porte une barricade de chaises, de fauteuils, de tables, consolidée par l'imposante masse de ma commode. J'avais alors pour voisine une vieille dame, dont je troublais souvent le sommeil par cet appareil défensif, qui ne pouvait, comme vous le pensez bien, s'exécuter sans bruit; car, infiniment moins forte que je n'étais effrayée, je traînais les meubles que je ne pouvais porter.

« Mon Dieu, ma belle enfant, me dit un jour ma voisine, que faites-vous donc tous les soirs ? on dirait que les sorciers réunis en sabbat, traînent par la chambre tout votre mobilier.

— Madame, c'est que j'ai peur.

— Peur de quoi, ma chère?

— Des voleurs, je crois.

— Et moi, je ne crois pas, ma petite voisine. A votre âge, et vous le savez aussi bien que moi, on possède des trésors qui affriandent une autre espèce de larrons que ceux qui vont, par la ville, crochetant les portes des maisons... Je soupçonne que, sous ce toit même, un certain galant, aux cheveux blanchis... Allons, allons, vous faites bien de vous barricader. »

Malgré mes précautions, je ne parvins pas à me rassurer; lorsque j'étais couchée, je croyais entendre glisser dans ma serrure la double clé dont ma frayeur armait mon parrain. Le cœur me battait à me rompre la poitrine, et tout l'amas de meubles échafaudé derrière la porte ne pouvait me tranquilliser. C'était aussi prêter au parrain des intentions trop juvéniles. La vérité est qu'il ne tenta pas une seule fois de pénétrer dans mon appartement, et que j'étais possédée d'une terreur panique. Elle finit par se rendre à tel point maîtresse de mes sens, tellement ennemie de mon repos, que je ne dormais plus. Je perdais l'appétit, je maigrissais... Ma mère, vivement sollicitée par moi de me reprendre auprès d'elle, eut pitié de mes tourmens, et me rendit dans sa maison la chambre étroite que j'avais occupée étant toute petite fille... Je fus enchantée; j'aurais, je crois, habité une armoire plutôt que de rester avec mon tuteur.

Ma mère, qui, depuis assez long-temps, s'était brouillée avec mon parrain pour des affaires d'intérêt, lui fit redemander, sans beaucoup de ménagemens, les meubles, le linge, quelques pièces d'argenterie et une montre que j'avais laissés dans sa maison. Il répondit avec non moins de sécheresse qu'il était prêt à faire cette restitution, si l'on voulait lui payer pour moi près de sept années de pension. Une telle balance n'eût pas été à mon avantage; la transaction en resta là...

Je ne revis plus ce vieillard, auquel je devais

certainement beaucoup, mais qui, par la révélation de ses projets sur moi, avait tari dans mon cœur la source d'une reconnaissance méritée d'abord, puis justement reperdue... Mon parrain se consola de mon indifférence avec une servante, à qui sans doute il chanta :

« Allons, Babet ! etc. »

Il est probable que cette paysanne accorda à son vieux maître plus qu'un lait de poule... Bref, on apprit un jour au cercle matineux du portier, qu'elle venait de mettre au monde une petite fille dont l'apparition signala d'une manière très confortable la paternité peut-être honoraire de mon parrain. Cette créature savait intriguer : elle parvint à mettre un prêtre dans ses intérêts, à des conditions qui ne sont point parvenues jusqu'à moi ; mais toujours est-il constant que M. M*** épousa sa servante, par respect pour les mœurs.

Par un motif diamétralement opposé, elle ne tarda pas à lui donner, dit-on, pour rival, un gros garçon qu'on occupait dans la maison *aux ouvrages de peine*... L'occupation que sa patronne lui assigna, ajoute-t-on, fut un nouveau témoignage du goût qu'elle avait pour les oppositions, pour les antithèses, comme dit Figaro.

Après l'éloignement que j'avais montré pour les soupirs de M. M***, le sentiment le plus vif que j'eusse ressenti était l'aversion pour notre maison de l'Estrapade : elle ressortait en noir dans ma pensée, comme l'équipage de madame La Chapelle s'y dessinait en traits dorés. Je ne voulus point aller habiter cette maison : j'y serais morte du spleen, et je le dis si affirmativement à ma mère qu'elle se décida à me louer un vaste appartement rue de l'Odéon. Je l'avais choisi tel qu'il me le faudrait à l'époque, peu éloignée, où j'exercerais mon art ; mais, jusqu'à ce moment, j'en sous-louai une partie meublée, et je me trouvai encore fort au large dans le surplus.

Lorsque je fus en état de soutenir mes

examens et de solliciter un diplôme, le règne de Charles X commençait : le règne de Charles X, période pieuse où des armées de séminaristes noircissaient le pavé de la capitale, comme des nuées de corbeaux noircissent en janvier la campagne neigeuse. Jamais, non jamais, tant d'*ex voto* ne furent offerts aux autels; jamais l'or et l'argent n'ornèrent plus de chapes, de chasubles et d'étoles ; et l'on ne fit pas à Paris moins de soutanes qu'on n'y avait confectionné d'habits militaires, lorsque la république française entretenait sur pied quatorze armées... Eh bien ! ce temps, cet heureux temps où Dieu n'osait damner aucun sujet du dévot Charles X; ce temps où tout mourant bien confessé allait droit en paradis, le croirez-vous ? il produisit plus d'enfans naturels que cette régence, de scandaleuse mémoire, durant laquelle un duc d'Orléans gouvernait notre chère France du lit d'une danseuse... Rien de prolifique comme la dévotion !

Je me gardai bien de laisser échapper une

veine si productive ; je me fis interroger, et je fus reçue sage-femme, à moins de seize ans et demi, par MM. les professeurs Désormeaux, Richerand et Leroux. Le baron Dubois, dont les plaisanteries ressemblent quelquefois aux jeux de l'ours, s'était fait un malin plaisir d'effrayer une élève dévote, nommée mademoiselle Bonnet, des questions techniques que le docteur Leroux nous devait faire.

« Notre doyen, disait-il, ne manque jamais de demander aux élèves sages-femmes une description, mais une description minutieuse des parties organiques avec lesquelles chacune d'elles doit se trouver habituellement en rapport.

— Monsieur, s'écria ma collègue timorée, si le doyen me demande la description de ces parties, je lui dirai que je ne les connais pas.....

— Alors, lui dis-je à l'oreille, il vous répondra : C'est une connaissance qui vous reste à faire, et vous ne serez pas reçue. »

M. Leroux ne nous adressa que des questions décentes, ou du moins bien enveloppées dans les termes de l'art; nous y répondîmes de même, et certainement notre examen prêta moins aux remarques malicieuses que le travail des petites demoiselles qui, flanquées d'une duègue ou d'une maman, dessinent au musée des Hercule, des Apollon, des Bacchus en pied, sans aucune omission de leurs perfections académiques.

Dès que je fus reçue, je montai ma maison avec élégance, avec recherche : dans notre belle capitale, l'étalage du luxe est la première condition du succès. J'eus des meubles de Jacob, des bronzes de Ravrio, des porcelaines de Sèvres, mille jolis ustensiles du petit Dunkerque. Les plus modernes pianos de Pleyel ornèrent mes salons. L'élégance de ma mise répondit à celle de mes appartemens: toutes mes broderies sortaient des magasins de Minette; mes chapeaux appartenaient à l'école d'Herbault; madame Huchet avait coupé toutes mes robes; Edouard, alors le plus renommé des coiffeurs, dirigeait l'arrangement de ma chevelure; et les parfums de Lubin répandaient leurs suaves émanations dans mon cabinet de toilette.

La science elle-même a, de nos jours, son faste, ses enseignes prétentieuses, son dandysme. Entrez dans le cabinet d'un de nos jeunes médecins, c'est un petit temple des Grâces; et n'était la grave figure du dieu d'Epidaure, qu'on aperçoit sur la corniche d'une bibliothèque, on pourrait se croire dans le boudoir d'une nouvelle Aspasie. Voyez l'étalage de nos pharmaciens, que vous feriez tomber en syncope si vous les appeliez apothicaires: dans leurs élégans bocaux, la chimie se fait fashionable par l'habile agencement de ses produits... Et les sages-femmes modernes! avez-vous admiré leurs tableaux, chefs-d'œuvre du pinceau de genre; pièces capitales du musée des rues, dont on aurait pu, sans crainte de comparaison, enrichir l'exposition de 1834, où la délicieuse page historique de *Jeanne Gray* se trouvait, hélas! en bien triste compagnie.

Pour moi, je ne m'attachai pas trop aux bagatelles de l'enseigne ; je visai plus sagement à la dignité intérieure. Je voulais me composer une clientèle d'élite, faire un appel aux faiblesses nobiliaires, dissimuler, par mes assistances, les faux pas aristocratiques.

Alors, le faubourg Saint-Germain seul pouvait peupler ma maison de pensionnaires titrées, et remplir tous mes instans à recevoir dans ce monde de petits êtres clandestinement illustres. Dans ce temps-là, le noble faubourg était rempli d'élémens fatals aux virginités du quartier, et la chasteté conjugale courait de grands périls. Saint-Thomas-d'Aquin, paroisse essentiellement vouée à la noblesse *pure* de gloire révolutionnaire ou impériale, se peuplait d'une milice nombreuse qui, chaque matin, divergeait dans les rues de Varennes, de la Planche, de Grenelle, Saint-Dominique, pour y porter les conseils d'une piété fervente, et distribuer à domicile les secours de la parole sainte. Vous ne vous faites pas d'idée jusqu'à quel point ces missions évangéliques fructifiaient, et combien de belles pénitentes firent au moins un pèlerinage dans ma maison de la rue de l'Odéon. Indépendamment des directeurs accrédités à Saint-Thomas-d'Aquin, il existait sur cette paroisse une jeunesse aux allures plus vives, aux paroles plus brusques, qui blasphémait quelquefois le nom de Dieu, que les jeunes ecclésiastiques invoquaient en roulant les yeux, et qui n'en réussissait pas moins vite auprès des beautés dévotes. Cette jeunesse, c'était le corps d'officiers d'un régiment de cavalerie légère : hussards, chasseurs, ou lanciers royaux, qui stationnait dans les rues de Grenelle et Saint-Dominique.

« N'est-ce pas, monsieur le docteur (je parlais en écrivant ceci au jeune médecin *tousseur* que j'ai déjà signalé), n'est-ce pas que ces militaires-là ont contribué puissamment à grossir le pécule que vous avez, dans votre constante loyauté, partagé avec moi ?... Il est vrai que vous pourriez ignorer cette circonstance ; car, soit dit sans blesser votre amour-propre, la partie financière de notre association vous agréait à tel point que vous me laissiez volontiers exercer, sans votre participation et sans jalousie doctorale, les fonctions purement médicales, que vous auriez pu revendiquer..... Ah! monsieur le docteur, quelle générosité! »

ASSISTANCE I.

—

La Migraine.

—

On venait de poser mon tableau : il obtenait encore, dans la rue de l'Odéon, le succès réservé à toute enseigne nouvelle. Les flâneurs lui payaient, en passant, leur tribut de curiosité. Il avait même mérité les honneurs de la persécution, complément des grandes célébrités ; car je venais de répondre devant le commissaire de police de la presque nudité d'un petit enfant qui, selon le magistrat des lanternes, blessait les mœurs par l'aspect de ses formes candides, peintes à l'huile... On les voilait d'un bout de draperie, qui m'était imposé pour l'édification du quartier, lorsqu'un gros Auvergnat entra chez moi, tout haletant :

« Venez, venez vite, madame, me dit-il en s'essuyant le front ; on vous attend ici près, rue du Pont-de-Lodi. Oh ! mais il paraît que c'est fort pressé.....

— Ici près, répondis-je à ce brave homme ; mais, mon ami, je ne vais pas dans un lieu sur une demande aussi vague. Qui vous envoie ?

— Qui m'envoie ? dame ! je ne sais pas au juste. Je suis au coin de la rue, allongé sur mes crochets ; on vient, on voit ma médaille, et puis on me dit : Tenez, commissionnaire, portez ceci ; ou bien : Allez à tel endroit dire cela... Moi, je me lève, je trotte, et me voilà. Tout ce que je puis vous assurer, c'est que la dame qui m'envoie était bien échauffée quand elle m'a parlé... Il paraît que pour ce qui est de votre état, ça n'attend pas.

— Vous avez raison, répliquai-je en riant, et c'est ce qui me détermine à vous suivre...

—Voilà qui s'appelle parler... Marchons...» Et mon conducteur, en voulant précipiter ses pas vers la porte, fit, coup sur coup, deux glissades sur mon parquet luisant; il parvint pourtant à maintenir l'équilibre de sa masse auvergnate... Je le suivis.

Arrivée rue du Pont-de-Lodi, devant la maison que le commissionnaire m'avait indiquée, je vis qu'elle était grande, d'assez belle apparence, et que je pouvais y entrer sans danger, surtout au milieu de la journée. Je cherchais de l'œil, en m'approchant, une personne que je pusse interroger sur la direction que je devais prendre; car, dans les affaires secrètes,un concierge est la dernière personne à laquelle il faille s'adresser. Une dame se tenait sur la porte cochère; j'eus un demi-doute qu'elle était apostée là pour m'attendre: je m'adressai à elle avecménagement toutefois.

« Madame, lui dis-je, connaîtriez-vous dans cette maison quelqu'un d'indisposé..... une dame....

— Seriez-vous sage-femme ? me demanda-t-elle vivement; puis, sur mon signe affirmatif, elle ajouta : Vous êtes bien jeune... cependant, venez ; et tout en marchant, elle me disait : La personne auprès de laquelle je vous mène est ma fille ; nous sommes dans le plus grand embarras... Son père ignore sa position. Que Dieu, ma chère petite, vous soit en aide ! nous avons besoin de toute sa miséricorde pour sortir de là... » — Tout en parlant, cette bonne mère fondait en larmes.

Nous arrivâmes, à travers plusieurs pièces du deuxième étage, dans une petite chambre fort propre, où je vis, étendue toute habillée sur son lit, une grande demoiselle brune, dont les traits, assez réguliers, étaient déjà contractés par les premières douleurs de l'enfantement. Le père était commerçant; nous l'entendîmes, dans une pièce voisine, discourir de ses affaires, débattre quelques prix de fabrique avec des ouvriers, et se plaindre de la *migraine* de sa fille, qui tenait ordinairement ses livres, qu'il avait besoin de consulter... La pauvre patiente se cramponnait à moi et à sa mère pour étouffer ses cris ; elle éprouva une subite convulsion lorsque l'honnête négociant la nomma. « Papa, nous dit-elle, est homme à venir me demander quelques renseignemens... Si je l'entendais, rien ne pourrait m'empêcher de me précipiter par ma fenêtre.

— Grand Dieu! s'écria la malheureuse mère en se jetant sur la porte, dont elle poussa le double verrou...

— Calmez-vous, criai-je à cette pauvre femme, voilà qui est fini.... »

En effet, peu d'instans après, je sortis de cette maison, emportant le nouveau-né. Le lendemain la mère vint me voir ; elle me dit que l'enfant devait être placé aux Orphelins, du consentement même de l'accouchée, qui ne voulait point de son séducteur pour époux.

D'après ce que cette dame me raconta, la

faute de sa fille était une surprise de sens, une simple occasion mise à profit par un homme plus entreprenant qu'aimable; occasion dans laquelle avait succombé cette jeune personne, en parant l'homme qui se trouvait là des traits de quelque héros de roman.

Le bon commerçant s'étonna bien un peu de voir la migraine de sa fille se prolonger neuf ou dix jours; il lui apportait force infusion de tilleul, qu'elle jetait dans son vase de nuit; lui prescrivait des bains de pieds, qu'elle se gardait bien de prendre; et s'il a marié plus tard la jeune personne, il a cru la livrer en bonne qualité marchande, comme un article de son magasin... Il est des erreurs heureuses; que de mauvais ménages, bon Dieu! si la Providence ne se montrait pas indulgente et serviable en pareil cas!

ASSISTANCE II.

—

Deux Générations d'amours.

—

Ma maison se remplissait de pensionnaires; j'en avais de tous les âges, de toutes les humeurs: femmes mélancoliques, emportées, coquettes, dévotes, légères, prudes; une macédoine fort remarquable, je vous assure. Labruyère et Sterne y eussent certainement trouvé des caractères nouveaux à peindre; des travers inédits à esquisser; et tout cela s'était réuni, sinon dans le sentiment, du moins dans la sensation d'un péché unique, qui pavoisait mon intérieur des nuances variées d'une même faute. Nous reviendrons là-dessus. Pour le moment, j'entends résonner dans mes souvenirs les éperons d'un officier supérieur, dont il faut que je vous parle.

J'entre dans mon salon, je suis à mon piano, où j'essaie un air varié de Rossini. L'étranger est un grand homme maigre, pâle, muni d'une paire de moustaches ambitieuses, qui n'enlèvent pas à sa physionomie un air noble et distingué. C'est un militaire, on le voit à sa tournure ; son grade est élevé, on peut le deviner au ton brusque et cavalier par lequel il décèle l'habitude du commandement.

« Je vous suis adressé par le docteur Cullorier, dit l'officier en jetant son chapeau sur un fauteuil, et en passant ses doigts dans sa chevelure, devant ma glace.

— Ce médecin a la bonté de m'envoyer souvent des pensionnaires, répondis-je en rendant au nouveau-venu un salut qu'il ne m'avait peut-être pas fait.

— Des pensionnaires! je viens vous en proposer deux : la mère et la fille; toutes deux mes victimes.... J'étais en veine.... Ah! mon Dieu! que vous êtes jeune!.... vous faites de la musique!.... mais c'est charmant.... et jolie à ravir!....

— Monsieur, il me semble que tout ceci n'a aucun rapport avec le motif qui vous amène....

— C'est ma foi vrai : le rapport n'est pas immédiat; mais j'entre en matière aussitôt que je vous aurai embrassée: vous voyez que je suis concluant.

— Vous me contraindrez, monsieur, d'appeler quelqu'un pour vous faire sortir de chez moi....

— Me faire sortir! je pourrais, bel ange, vous répondre comme le faux cavalier du Barbier de Séville : Bataille! ah! tant mieux ; c'est mon métier à moi. Mais ne vous fâchez pas, je vais parler sérieusement.... Demain, je vous envoie mes deux dames. Non, jamais on ne vit plus drôle d'aventure : avoir donné, dans l'espace de trois mois, un fils et un petit-fils à la maman; à sa fille, un frère et un fils... Il y a de quoi renverser tout un système d'héritage. Hein! ne trouvez-vous pas que je suis un scélérat achevé?

—Ce sera, monsieur, comme vous voudrez.

—Du reste, cela m'a causé un embarras du diable.... Il fallait cacher à la fille le malheur, comme disent les dames, arrivé à sa mère; à celle-ci, l'infortune de sa fille.... Une véritable intrigue de roman.... Je veux absolument vous la raconter... Une sage-femme, comme un médecin, doit connaître les tenans et les aboutissans de la maladie qu'elle est appelée à traiter. Les accouchemens ont aussi leur régime moral, et la connaissance du caractère n'est pas un précédent sans utilité. Vous saurez d'abord que mes deux générations d'amours sont anglaises, comtesses, miladys, que sais-je, moi! Or, la nation britannique a des originalités à elle : la maman, dans le cours de notre intimité, avait la dangereuse habitude de m'envoyer chercher quelquefois sa fille à la pension, dans une voiture qu'elle me prêtait. L'intéressante miss n'apprenait pas tout dans son pensionnat, et je ne tardai pas à voir qu'elle voulait être plus savante que les maîtresses et sous-maîtresses ne pouvaient la faire... Que diable voulez-vous! un militaire français, serviable et dévoué par métier, ne saurait pourtant refuser d'enseigner à une jeune fille ce qu'elle brûle d'apprendre.... La mère était imprudente, la fille pressée de savoir : était-ce ma faute, je vous le demande?

«Au bout de quatre à cinq mois d'enseignement, ma jeune insulaire en avait tant appris qu'elle ne put rester dans sa pension : les dames qui la tenaient, connaisseuses expérimentées, s'étaient aperçues des suites d'un genre d'éducation auquel l'élève n'avait pas voulu permettre la moindre restriction; il fallait bien trouver le moyen d'informer milady du résultat de son imprudence. Je commençai par corroborer la confiance de l'aimable pensionnaire, en lui apprenant la situation de sa chère maman.

— Quoi! milady aussi? dit-elle avec le flegme anglican que vous connaissez.

— Vraiment, oui, chère miss!

— Et qui donc a fait?...

— Mon Dieu! c'est moi....

— Encore vous!.... oh!

Un reproche amoureux se réduisant à *oh*, il n'y avait pas de quoi crier à la rigueur. Je me hâtai d'ajouter :

— Je vous ai dit cela afin que vous ne preniez pas d'inquiétude sur votre propre situation; vous concevez, milady a perdu le droit d'être sévère.

— Est-ce que vous vous chargez de lui annoncer?...

— Sans doute; j'arrangerai cela pour le mieux. Je lui dirai que c'est essentiellement sa faute, très peu la mienne, et pas du tout la vôtre.

— Je ne comprends pas.

— Rien de plus simple pourtant. Voyez cette

bougie brûlant devant nous; si j'en approchais un morceau de papier il s'enflammerait... eh bien! accuseriez-vous la bougie? accuseriez-vous le papier? assurément, non... Moi, qui les aurais mis en contact, je serais seul coupable.... Votre mère entendra parfaitement cela, et, soyez-en sûre, elle s'apaisera sur l'heure, si par hasard elle songe à s'irriter.... Allons, voilà qui est décidé; je m'arrête à cette formule de démonstration victorieuse.

— Good God! j'ai bien peur que milady ne se fâche.

— Impossible, miss, absolument impossible; l'honorable comtesse est conséquente; ainsi...

— Conséquente! c'est donc à dire enceinte? demanda ingénument la jeune Anglaise, qui ne connaissait pas encore bien la valeur des mots.

— Oui, oui, répondis-je en souriant, sa situation et la vôtre sont un effet des conséquences.

— Que Dieu vous seconde, colonel, murmura la petite en levant au ciel ses grands yeux noirs.

— Je l'espère, miss.... jusqu'ici la grâce efficace ne m'a pas manqué.

« Le soir même j'allai trouver milady, à qui je n'épargnai aucun des élémens de bonne humeur qui pouvaient être à ma disposition. Quand je la crus bien préparée à ma confidence, j'allais recourir à l'expédient de la bougie; mais il me vint une idée que je jugeai encore meilleure.

— En vérité, chère comtesse, m'écriai-je tout à coup, quand je songe qu'il faudra vous quitter, je sens naître au fond de mon cœur une profonde tristesse.... Vos traits si doux, si gracieux, sont pour ma vue le spectacle le plus ravissant.... au point que, loin de vous, je cherche, mais je cherche, hélas! vainement l'expression de cette adorable physionomie sur le visage de toutes les femmes. Il n'y a que votre fille qui me l'offre, grâce à sa ressemblance avec vous. Quand je vous quitte pour la reconduire à sa pension, une charmante erreur continue le charme à mes yeux.... l'enivrement se prolonge.

— Ah! baron, ceci ne me semble pas confortable. Ma fille, ce n'est pas moi....

— C'est votre image, chère comtesse, et l'illusion....

— Colonel, je n'aime point l'illusion.

—Et moi, je la déteste.

—Pourquoi? puis-je le savoir?

— Parce qu'en égarant mon imagination, elle m'a fait dévier des affections de mon cœur.

—Je ne comprends pas ce que cela signifie...

— Cela signifie, comtesse, que votre fille...

— Eh bien, monsieur, ma fille....

— A cessé d'être vierge.

— Pas possible!....

— Vrai, comme j'ai l'honneur de vous le dire. Bien plus, je crains qu'elle ne commence à être mère.

— Serait-ce vous, baron?....

— C'est plutôt vous, madame....

— Comment, moi? moi qui ait fait à ma fille?....

— Je m'entends : vos traits, adorable lady, se retrouvaient sur le visage de cette pauvre enfant... Je songeais à vous, comme toujours... nous étions dans le bosquet du jardin où quelquefois.... j'avais perdu la tête, ainsi que je la perds à vos côtés, et ma foi.... convenez, chère ame de ma vie, que c'est, sinon votre faute, du moins celle de vos charmes enchanteurs.

— Vous êtes donc bien sûr, colonel, que c'est une erreur ?...

— Pure erreur, ma toute belle....

— Ainsi cet enfant, s'il en existe un, s'est trouvé...

— Précisément au même lieu que son.... Ah ! je ne m'explique pas bien nettement quel degré de parenté existera entre les deux petites créatures dont j'aurai le bonheur d'être père.

— Mon enfant sera l'oncle ou la tante de celui de ma fille, répondit la flegmatique Anglaise.

— Merci de l'information, comtesse : on est bien aise de savoir à quoi s'en tenir ; et, d'honneur, il est glorieux pour moi d'avoir créé, à trois mois de distance, l'oncle et le neveu.... car ces deux enfans seront du sexe masculin... je n'en fais pas d'autres. Oh çà! vous ne m'en voulez donc pas?

— Vraiment non, puisqu'il n'y avait pas d'infidélité réfléchie.

— Eh bien! pourtant, voyez ce que c'est que la raison britannique: voilà de ces interprétations que l'on n'obtiendrait jamais d'une jalousie française.... Vrai, comtesse, votre nation vaut mieux que la mienne.

— Pas en toutes choses, baron!

— C'est possible; mais au moins nous ne pouvons lutter avec vous de sang-froid et de longanimité.... Charmant caractère que celui des dames anglaises! elles savent se résigner dans des circonstances où les Françaises ont coutume de vous arracher les yeux, ce qui n'empêche pas celles-ci de se venger encore autrement, parce que, en France, la beauté outragée ne veut jamais être en reste de vengeance.... par esprit d'équité.

— Sur ce point-là, baron, répondit la comtesse en riant, je connais des dames anglaises qui se piquent d'être fort équitables....

— Et convenez qu'elles font bien.

— Parlons d'autre chose : nous voici dans un grand embarras, colonel; mon mari peut revenir d'un moment à l'autre. C'est un chronologiste d'une certaine force : je ne lui ferais pas prendre le change sur la date de notre séparation, et vous concevez l'inconvénient ?

— Sans doute, comtesse.... Eh bien! vos intentions?

— Il faut que vous me trouviez une pension chez quelque sage-femme distinguée; je m'y rendrai sur-le-champ avec ma fille, et si mylord revient avant le double événement, nous serons aux eaux du Mont-d'Or....

— A merveille; les eaux furent de tout temps la providence des sensibilités productives; mais si le comte voulait vous rejoindre?

— Rien de plus simple que de l'en empêcher : mon mari est antiquaire et orientaliste;

avec un torse grec ou un manuscrit arabe, vous le retiendrez six mois à Paris.

— J'ai son affaire; je conduis l'honorable lord chez M. Quatremère de Quincy, qui disserta deux ans, à l'Académie des Inscriptions, sur le bouclier d'Achille; et pour peu que ce vénérable savant ait sous la main l'orteil d'une statue antique de Cléopâtre, je garantis que votre mari vous laissera le temps d'accoucher, quand même la nature, par un caprice nouveau, prolongerait votre grossesse jusqu'à dix à douze mois.

— Voilà qui est bien. Trouvez donc sur-le-champ la pension qu'il nous faut.

— Dès demain je me mets en campagne pour la chercher....

« J'ai tenu parole à la comtesse, poursuivit le colonel en rajustant de nouveau sa chevelure ; je vous ai trouvée, jolie petite Lucine, et je vous amène demain mes deux dames.

— Je vais faire disposer deux chambres, monsieur le baron, répondis-je à ce fou, après l'avoir remercié de son récit et de sa confiance.

— Ouf, reprit-il en se levant, j'en suis quitte ; mais si l'on m'y prend jamais.....

— Prenez garde, colonel, vous voilà sur le chapitre des sermens d'ivrogne.

— Oh ! je ne parle pas de ma double aventure.... Ce sont de ces choses dont il ne faut pas jurer.... Je dis seulement que je n'accepterai plus d'embarras pareil à celui que je me suis imposé cette fois..... C'est bon pour les pères par métier ; mais un amateur.....

— Je conçois, colonel, les amans n'acceptent volontiers la paternité qu'à bénéfice d'inventaire.

— Comme vous dites, charmante espiégle... Bon jour... A propos, maintenant que nous nous connaissons, vous ne refuserez pas de m'embrasser.

— Au contraire, je refuserai à plus forte raison.

—Ah ! voilà de la malice noire...N'importe, je vous tiens pour la perle des sages-femmes, ce qui, soit dit entre nous, est plus facile que d'être la perle des femmes sages... Adieu.

Le lendemain, en effet, nos dames anglaises arrivèrent, et je les installai dans deux chambres contiguës. La comtesse accoucha au bout de trois semaines, et sa fille trois mois plus tard. Elles sortirent de ma maison, après y avoir consommé beaucoup de thé, beaucoup de beurre et bon nombre d'aloyaux et de beefsteaks, selon l'habitude invariable de leur pays, et surtout de la salade sans huile, sans vinaigre..., usage que je croyais réservé aux herbivores, avant de connaître mes deux ladys.

La tendresse maternelle de la comtesse se résuma par l'envoi aux Orphelins d'un gros garçon qu'elle ne pouvait présenter à mylord. La jeune miss voulut garder la petite fille qu'elle avait eue : elle fut placée en nourrice à quelques lieues de Paris. Cet enfant est roux, comme son père. Je payai pendant cinq ans les braves gens qui l'élevaient, et mes déboursés me furent toujours exactement remboursés par trimestre. Depuis, la demoiselle est entrée dans une pension de Paris, où sa mère, mariée à un vieux baronnet extrêmement riche, la fait élever avec beaucoup de soin. Je sais qu'elle ne doit sortir de cette maison que pour entrer en ménage; maintenant, et jusqu'à ce que cette jeune personne ait atteint sa seizième année, elle peut voir son père; mais je tiens de la maîtresse de pension qu'elle a l'ordre d'annoncer au baron que sa fille est retournée en Angleterre dès qu'elle sera nubile... J'ai toujours soupçonné, en effet, le colonel d'être capable de se ménager dans cette famille anglaise une troisième génération d'amours.

Un an après, le baron, qui se trouvait en garnison à Rouen, m'envoya une dame pour accoucher. Je me rappelle que cette dame avait son portrait qu'elle baisait souvent, en nommant son cher Charles... Ce cher Charles était pourtant un galant de quarante à quarante-cinq ans; mais ce n'est pas pour rien que l'amour porte un bandeau.

SCÈNES D'INTÉRIEUR.

—

L'Ange et le Démon.

—

C'est toujours un tableau fort piquant que celui d'un intérieur de jeunes femmes vivant en communauté : religieuses, odalisques, prudes ou coquettes, n'importe, il y a là des oppositions morales d'un effet curieux. Imaginez-vous un bouquet aux couleurs tranchantes, aux parfums variés, dont les fleurs s'harmonisent rarement, et qui plaît précisément par le contraste de ses beautés et de ses émanations. Parmi les pensionnaires réunies dans ma maison, il y en avait alors deux dont les inclinations méritent une mention spéciale : les deux fleurs du bouquet dont les nuances contrastaient le plus. L'une d'elles se faisait appeler madame Lam... C'était une femme svelte, pâle, aux traits fatigués, au maintien composé, aux façons guindées; s'efforçant de simuler la décence, mais avec peu de bonheur ; car ses actions parlaient beaucoup plus haut que ses prétentions. Je ne me souviens pas au juste pourquoi nous avions donné à cette dame le nom singulier de *contrat social;* peut-être pensions-nous alors que ses bontés secrètes, ainsi que la charte d'un état, constituaient une source de bienfaits populaires : on va voir que cette opinion n'eût pas été sans fondement.

Le mari de madame Lam..., qui remplissait des fonctions publiques à Bordeaux, l'avait laissée seule à Paris, en attendant que sa position lui permît de l'appeler auprès de lui sur les bords de la Gironde.

Mais le Contrat social, dont les vues éminemment philanthropiques s'arrangeaient mal des délais, fit si libéralement des heureux, durant son veuvage momentané, qu'elle dut, au bout de trois ou quatre mois, faire intempestivement le voyage de Bordeaux, sous prétexte de satisfaire à un amour conjugal qui ne pouvait supporter une plus longue séparation... L'honnête époux, qu'on n'avait pas prévenu, afin que l'arrivée de sa fidèle compagne eût tout le charme de la soudaineté; l'époux, dis-je, fut vivement touché lorsque la diligence jeta à sa porte cette tendresse empressée. Mais on pense bien que madame Lem..., venue en Gascogne pour une raison puissante, devait, par un motif plus puissant encore, s'en éloigner avant que son mari pût être à même de comparer le volume de certaines choses et l'écoulement d'une certaine période de temps.

Le digne fonctionnaire n'était pas placé selon ses mérites; madame voyait habituellement à Paris, dit-elle à son mari, la femme d'un chef de bureau, la sœur d'un directeur, la cousine germaine d'un député, la nièce d'un pair de France; toutes dames allant régulièrement à la messe, donnant, chaque mois, de fortes sommes pour les écoles de la doctrine chrétienne et les petits séminaires, ne valsant jamais dans les bals, portant beaucoup de plis à leur robe, et ne se permettant jamais les colerettes de tulle. Or, ces vertueuses Parisiennes, dont madame Lem... avait cultivé la précieuse connaissance aux Tuileries en prenant le frais, s'étaient fait un vrai plaisir d'inviter leur nouvelle amie à des soirées charmantes qu'elles donnaient; soirées d'une décence exemplaire, où l'on ne perdait jamais plus de cent écus à l'écarté, et dans lesquelles il était expressément défendu aux jeunes gens de parler à l'oreille des dames. «Vous concevez bien, mon ami, continuait ma future pensionnaire, que ce n'est pas sans fruit que j'ai formé de semblables liaisons..... Le chef de bureau, le directeur, le député, le pair de France sont à nous. Avant six mois, vous avez un poste du premier rang dans votre partie... Mais, *mon chéri*, je n'ai pu réprimer le désir de vous presser sur mon cœur, de ressaisir, au moins pour quelques jours, ces suaves et chastes délices qui font de notre union une lune de miel prolongée; que dis-je, prolongée! perpétuelle... Maintenant, il faut songer à nos intérêts; il faut nous procurer une honnête aisance pour l'hiver de nos jours... Ne voyez-vous pas d'ici la jolie maison de campagne où, Philémon et Baucis du dix-neuvième siècle, nous coulerons des jours sans nuages, comme dans les pastorales de Florian?.. Les élémens de cette félicité pure, c'est à moi de les réunir, puisque la fortune les place sous ma main... Il est donc indispensable que je retourne à Paris; que j'y passe encore sept à huit mois... Il faut semer pour recueillir.

— Sans doute, sans doute, madame; mais je n'ai pas vu germer souvent l'or semé sur les grandes routes..... Deux voyages coup sur coup, c'est ruineux.....

— Vous avez raison; je n'ai pas assez réfléchi... J'étais tellement enivrée du désir de vous revoir... L'amour est un mauvais financier..., et si j'avais pensé que vous pussiez calculer... » Ici le Contrat social essuya quelques unes de ces larmes d'à-propos que renferme l'arsenal des dames stylées ; réserve d'un effet prodigieux, et qui enlève une émotion comme une réserve de garde impériale enlevait un champ de bataille.

« Allons, allons, cher ange, c'est moi qui ai tort, répondit en pleurnichant lui-même M. Lem.... Tu n'es pas venue à Bordeaux par les messageries Laffitte ; c'est l'amour qui t'apporta sur ses ailes... Je suis un butor, un Calmouck, un Groenlandais, d'avoir pesé quelques pièces de cent sous dans la balance d'une tendresse si charmante... Tu retourneras le mois prochain à Paris. »

Madame Lem..... revint en effet sur le théâtre ordinaire de ses exploits ; mais, trop pressée d'arriver au but, elle se perdit, faute de prudence, dans l'esprit de son mari. A peine un mois s'était écoulé depuis le retour de l'espiégle qu'elle annonça sa position au cher époux. Voici la lettre qu'elle reçut de lui en répouse à cet avis prématuré : « Mon cher cœur, je vous crois bien capable de faire des merveilles ; car vous êtes la plus adroite femme que j'aie rencontrée, et je vois même aujourd'hui que je ne connaissais pas tous vos talens. Mais, ma poule, c'est trop présumer de votre habileté que de vous croire en état de reconnaître les signes d'une grossesse au bout d'un mois : le docteur Dubois lui-même y perdrait son latin... Votre position sera donc tout ce que vous voudrez ; mais je déclare ici que l'enfant qui doit en résulter ne sera jamais le mien.

« Ecoutez, cher ange, il me vient une idée : vous, qui, pour me placer avantageusement, disposez du crédit d'un chef de bureau, d'un directeur, d'un député du centre et d'un pair de France, je ne doute pas qu'il vous soit possible de placer aussi l'enfant que vous croyez avoir conçu, si par hasard vos présomptions ne sont pas une erreur... Je vous souhaite à cet égard une bonne chance... Ne vous gênez pas, ma toute adorable; laissez là ma place future, et trouvez d'abord celle de l'innocente créature dont vous m'annoncez le voyage en ce monde. Adieu, mon amour ! »

Le malin persiflage de M. Lem... ne laissait à sa trop tendre moitié aucun espoir de lui faire accepter la paternité offerte. Il fallait chercher ailleurs un père de bonne volonté; il est vrai que le Contrat social pouvait choisir entre un bon nombre de candidats. Elle jeta son dévolu sur un sien cousin, homme d'une formidable épaisseur, qui avait eu son tour comme tant d'autres. Il était sot, premier avantage ; il possédait une belle fortune, second avantage; enfin, il ne manquait ni de présomption ni de crédulité : c'était, dans la circonstance, un triple trésor.

Madame Lem.... courut chez le cousin, qui ne fit nulle difficulté de se croire l'auteur de la fécondité annoncée comme provenant de ses œuvres. La chère cousine venait de lui déclarer que personne, excepté lui, ne s'approchait d'elle; ce qu'il avait admis d'autant plus volontiers que l'avantageux mortel croyait bien sincèrement à l'impossibilité d'une rivalité heureuse avec un homme de son mérite. Le fonctionnaire de Bordeaux avait donc eu raison de penser que sa femme parviendrait aisément à placer son enfant.

Cet arrangement primitif étant conclu, l'adroite négociatrice aborda avec le cher cousin les clauses financières du traité : il fut convenu qu'elle chercherait une pension, et qu'il se chargerait d'en régler les conditions. Ce fut alors que madame Lem... vint me trouver. Sa première vue me charma: sa démarche était modeste, sa mise d'une simplicité décente: on eût dit une jeune et fervente congréganiste, qualité que j'étais habituée, d'ailleurs, à concilier avec un faux pas... : n'avais-je pas chez moi la gentille dévote dont je crois vous avoir parlé ? Du reste, l'accent de madame Lem... était une séduction, son regard un caresse.

« Madame, me dit-elle après m'avoir

saluée avec une petite révérence de nonne, je viens vous demander une chambre. Mais en avez-vous une bien secrète, bien cachée?

— Oui, madame.

— Vous savez, les pauvres femmes sont bien malheureuses..... Et la petite sainte-nitouche porta son mouchoir sur ses yeux...

— Oh! je sais bien, répondis-je d'un ton composé; le malheur des femmes est une chose reconnue depuis bien long-temps.... Et de combien madame est-elle malheureuse?.....

— De quatre mois, et je désirerais entrer sur-le-champ chez vous.

— Ce sera quand il vous plaira, madame; mais je dois vous faire part de mes conditions; et je les indiquai.

— Ce n'est pas assez.

— Madame me fait l'honneur de me dire?...

— Je dis que ce n'est pas assez...

— Vous conviendrez que la remarque n'est pas ordinaire.

— C'est que, voyez-vous, je suis dans une position particulière... Vous aurez cinquante francs par mois de plus que vous ne me demandez.

— Si cela vous convient absolument...

— Sans doute, parce que M. F***, joaillier, quai des Orfévres, vous paiera toujours un mois d'avance, sur lequel vous me remettrez, avec la même exactitude, cinquante francs par mois.

— Ah! je commence à comprendre...

— Voilà donc qui est convenu. M. F*** viendra demain matin à neuf heures; à dix je serai ici avec ma malle.

— Votre appartement sera prêt. »

Ni le joaillier ni madame Lem... ne manquèrent au double rendez-vous qu'elle avait assigné. Le premier me fit l'effet d'une excellente dupe, et je ne lui trouvai pas l'air paternel du tout. A peine sa cousine était-elle entrée chez moi qu'elle reçut une multitude de visites, parmi lesquelles je ne vis jamais une seule femme..... C'étaient des agents de change, des banquiers, des armateurs, des négocians. Ma pensionnaire avait une inclination décidée pour le commerce; inclination qui n'était pas exclusive, toutefois; car le soir, entre chien et loup, je voyais venir un jeune homme, se disant élève en pharmacie, et qui, de deux jours l'un, allait avec madame Lem..... voir une petite fille de trois ans, qu'elle avait mise en pension sur le boulevard du Mont-Parnasse.

Tous les jours, à l'heure du dîner, le Contrat social recevait message sur message. Le parquet de ma salle à manger était jonché, à sa place, d'enveloppes aux cachets brisés..... Assurément, un ambassadeur ne reçoit pas autant de dépêches... En vérité, si la moitié seulement de cette correspondance se rapportait à des conclusions galantes, il fallait supposer madame Lem..... douée d'une constitution héroïque.

Mes pensionnaires me dirent un jour: « Ma chère petite, vous êtes bien jeune; cette femme, par ses déréglemens, compromettra votre maison. »

Ces dames ne m'en dirent pas davantage;

mais le lendemain, la moitié d'entre elles s'abstinrent de paraître à la table. Je sentis alors ce que j'avais à faire : j'allai trouver successivement toutes mes pensionnaires chez elles, et je leur dis qu'à partir du lendemain madame Lem.... serait servie dans sa chambre, jusqu'à ce que j'eusse avisé au moyen de l'éloigner de ma maison.

Mais, en y réfléchissant, cette expulsion paraissait d'une extrême délicatesse. Je ne pouvais annoncer au cousin l'intention arrêtée de renvoyer sa parente, sans alléguer un motif au moins plausible de ce renvoi ; et ce faisant, je nuisais nécessairement à cette femme, qui, après tout, avait le plus grand besoin du joaillier pour sortir de la position difficile où elle se trouvait, sans que, selon mes présomptions, le pauvre homme en fût cause. Cette affaire m'éveilla le lendemain au point du jour, et je sentis croître mon embarras au moment de l'exécution. A dix-sept ans, la moindre chose qui dévie de nos habitudes est un objet d'inquiétude et presque d'alarme ; j'aurais donné l'impossible pour qu'une tête plus mûre que la mienne m'aidât à prendre un parti... Ces dames m'avaient bien conseillé de me défaire du Contrat social; mais, en me signalant la nécessité de recourir à cette mesure extrême, aucune d'elles ne m'avait mis à la main un fil secourable pour sortir du labyrinthe où toutes me plongeaient.

J'étais dans une perplexité fatigante, lorsque Annette, ma servante, entra chez moi; il était au plus six heures du matin.

« Madame, me dit cette fille, il y a là, dans le salon, un monsieur qui part pour un long voyage, à ce qu'il dit, et qui ne veut pas se mettre en route sans avoir fait ses adieux à madame Lem..... En disant cela, il ricane tout de même d'une drôle de manière.

—Annette, allez congédier ce monsieur, et lui dire qu'on ne vient pas si matin faire des adieux chez les dames... Il fallait qu'il s'y prît hier au soir...

— Il est venu, madame; mais la chère dame, qui causait avec un autre monsieur, m'avait recommandé de dire comme ça à ceux qui pourraient venir la demander qu'elle n'était pas visible pour le quart d'heure. Ce n'était pas mal vrai, tout de même, attendu qu'il ne faisait pas clair du tout dans sa chambre, ousqu'elle avait fermé les rideaux des croisées.

— Puisqu'il en est ainsi, ma fille, allez appeler madame Lem...., et qu'elle vienne recevoir les adieux du voyageur dans le salon, dont vous laisserez la porte ouverte.

— Pas possible, madame; j'ai déjà frappé chez la petite pensionnaire, qui n'a pas répondu.

— Alors, que le monsieur attende.

— C'est ce que je disais; quoique ça ce monsieur risque d'attendre long-temps, puisque..... enfin suffit.

— Comment, Annette, que voulez-vous dire ?

—Ah dame ! je n'oserai jamais vous raconter ça : une jeunesse comme vous...

— N'importe, parlez !

— Vous saurez donc que M. Croch*** votre locataire a passé la nuit chez madame Lem... à telles enseignes qu'il m'a donné vingt francs, un beau napoléon tout neuf, ma foi, pour que je ne vous parle pas de cette escapade-là...

— Et vous gagnez bien votre argent, Annette !

— Ah ! tenez, tenez, madame, voilà qu'elle ouvre sa porte ; je vois M. Croch*** qui file... Ah ! ma fine, elle a vu l'autre. Il entre dans sa chambre... Par exemple, elle a du front la petite commère...

— Allons, allons, voilà qui est intolérable, m'écriai-je en sautant de mon lit. Je ne souffrirai pas qu'un tel scandale continue dans ma maison... Je vais voir ce matin M. F*** ; il pensera ce qu'il voudra ; mais je lui déclarerai que je ne garde pas sa parente. »

Dans la matinée, je fus détournée de la visite que je voulais faire au bénévole cousin par des occupations pressantes ; et l'après-midi, ma colère étant dissipée, je remis encore la triste communication que je voulais faire au joaillier du quai des Orfévres. Mais à l'heure du dîner, j'allai prévenir mon impudique pensionnaire qu'elle eût à se tenir dans son appartement, où j'allais la faire servir. Elle se formalisa de ce changement de régime, et déclara qu'elle entendait paraître à la table comme de coutume... Je passai outre, et lui fis porter son dîner.

Mes autres pensionnaires et moi commencions à manger le potage, lorsque la proscrite arriva furieuse, et prenant une attitude tragique dans la salle à manger, elle m'interpella ainsi :

« Je voudrais bien savoir, madame, pourquoi l'on me relègue ainsi chez moi...

— Madame, j'ai pour en agir ainsi des raisons que vous apprendrez en temps et lieu convenables.

— Des raisons ! je veux les savoir sur l'heure...

— Ne me forcez pas, répondis-je avec chaleur, à vous donner maintenant cette explication ; vous devez apprécier les motifs de ma retenue, et m'en savoir gré.

— Nullement, madame; et j'espère que je vais savoir la cause de l'impertinence dont je viens me plaindre.

— Eh bien! oui, madame, vous allez savoir la cause, non d'une impertinence, mais d'une démarche faite, au contraire, très pertinemment. Sachez donc que je ne reçois à ma table que des dames honnêtes, et depuis ce matin vous avez cessé de l'être à mes yeux. »

Madame Lem..... ne répliqua pas. Elle sortit en baissant les yeux. Dans le peu de jours qu'elle passa encore chez moi, personne ne la vit paraître ; elle ne se montra même pas au cours que je tenais le soir, et dont elle ne manquait jamais de suivre les leçons, avant la scène de la salle à manger. Du reste, elle n'y était point attirée par le désir de s'instruire : la science souriait peu à son humeur légère ; mais il se trouvait là plusieurs jeunes gens, et c'était une occasion d'être courtisée.. On a vu pourtant que l'active beauté ne se laissait pas réduire au dépourvu. Non, jamais, dans un corps aussi grêle, je ne vis une si robuste galanterie. Je parlai de cette femme à l'un des premiers médecins de la capitale, qui venait souvent chez moi; «Il faut la renvoyer, me dit-il, autant dans l'intérêt de votre maison que dans celui des mœurs. La vie qu'elle mène doit occasioner nécessairement une couche anticipée, et ce sont des événemens d'un effet disgracieux dans les établissemens de la nature du vôtre. »

Cet avis acheva de me déterminer. Le mois de madame Lem..... finissait le surlendemain; je l'invitai, par écrit, à chercher une autre pension. Elle sortit le soir, entra chez une sage-femme de la rue du Four-Saint-Germain, et accoucha à la fin du sixième mois de sa grossesse..... Le placement de son enfant fut assuré: on le porta au cimetière de Vaugirard. J'ai toujours ignoré comment mon ex-pensionnaire avait expliqué à son cousin le joaillier sa sortie intempestive de ma maison; mais un jour que je passais devant son magasin, je le vis, à travers sa devanture, accueillir avec une assez laide grimace le salut que je venais de lui faire. Sans doute l'honnête boutiquier aura pensé que j'avais eu tort d'accuser d'inconduite sa chère Dulcinée... car, assurément, il ne pouvait se persuader qu'elle eût pu faire la moindre infidélité à un homme de son mérite. L'amour-propre est le plus éloquent des consolateurs.

La seconde pensionnaire dont j'ai à vous parler, était une jeune dévote, mais dévote avec candeur, entendez-vous ? priant sans cesse, priant de bonne foi... Et puis, une femme affable, d'un commerce agréable ; enfin une dame pieuse du temps où la dévotion était une vertu, et non une grimace. Il n'y avait qu'une chose que je ne concevais pas dans sa vie : c'était l'événement qui l'avait amenée chez moi, du fond de la Touraine. En vérité, à voir l'air candide de cette dame, je me sentais encline à croire sa conception immaculée ; et l'on verra bientôt que je ne me trompais guère. Lui demander l'aveu de ce point délicat, eût été trop indiscret; cependant je brûlais d'en être instruite, et je le dis franchement à l'une des amies de ma dévote, qui venait la voir souvent, et partageait quelquefois nos repas.

« Mon Dieu! me répondit cette dame, si vous aviez demandé cette information à ma chère Henriette, elle vous l'eût donnée sans trouble, sans rougir: je puis vous garantir qu'elle y attache à peine l'idée d'une faute; et vous la connaissez trop bien pour croire que ce soit, de sa part, mépris des bienséances. Non, ma belle dame, mon amie, dans un étrange élan de dévotion, a commis le péché, comme une action agréable à Dieu. Je la sais revenue un peu de cette singulière erreur; mais elle se pardonne volontiers sa faute, en faveur de l'intention. L'honnête mari est... ce que vous savez, autant qu'on peut l'être ; mais si c'est par la trahison du devoir conjugal qu'un époux devient tel, celui-ci n'a pas le plus petit reproche à faire à sa femme; au contraire.....

— C'est-à-dire, si je ne me trompe, que, selon votre avis, il lui doit des remercîmens, répondis-je en riant.

—Ma foi, oui... vous allez voir : M. de Sal..., mari de mon Henriette, est vice-consul dans un port de l'Orient : je crois que c'est à Alexandrie; et peut-être est-ce lui qui, interrogé par un voyageur français en crédit, sur ce qu'il désirait que le roi fît pour lui, répondit : «*Priez sa majesté de m'ôter un vice*. Au moment de son départ, la première année du ménage de nos jeunes Tourangeaux venait d'expirer; ils s'aimaient comme des tourtereaux. Jugez à quelle épreuve allait les soumettre une séparation. M. de Sal... ne pouvait songer à conduire sa femme en Orient : son ambition visait plus haut qu'un vice-consulat, et pour le peu de temps qu'il resterait sans doute dans celui auquel il était nommé, le déplacement de sa femme n'eût pas été raisonnable. Il la laissa donc en Touraine, bien triste, bien malheureuse de son absence.... Rien sur la terre ne pouvait l'en consoler. Que dis-je ! elle se serait fait un crime de chercher des consolations à une affliction qui noyait son ame dans un océan d'ineffables souvenirs. Bien décidée à ne pas adoucir son regret, Henriette, habituée aux pratiques d'une vie ascétique, contractées au fond d'un de ces couvens où quelques femmes se confinent en amateurs, Henriette mit ce regret en rapport avec les puissances du ciel... Une mélancolique combinaison de chagrin et de prières fit naître incessamment en elle cette langueur qui n'est pas sans charme pour les cœurs sensibles... Mon amie s'enivra d'une sorte de volupté de la douleur.

« Parmi les personnes qui fréquentaient la maison de Sal..., avant son départ, deux seulement étaient admises encore chez sa femme : moi, qui, liée dès l'enfance avec feue sa mère, ai vu naître et grandir la chère Henriette ; puis, un frère de son mari, jeune homme engagé dans les ordres mineurs, modèle de piété et d'austérité cléricale.

« Madame de Sal.... et son beau-frére figuraient sur les listes de la congrégation, lorsque des missionnaires voyageurs, l'ardent Guyon en tête, vinrent planter à Tours une croix de mission colossale. Le couple dévotieux, dans la procession qui précéda cette cérémonie, se chargea d'une partie de ce précieux fardeau; et le corps des jeunes gens fut, à leur gré, sanctifié par la courbature qui les retint au lit deux jours, avec une forte fièvre... Point de sermons, point de conférences, point de pèlerinages auxquels ils manquassent; point de jeûne qui ne fut imposé à leur estomac; point de fête solennelle qui ne les vît communier. En un mot, le diacre Sal.... et sa belle-sœur édifiaient toute la Touraine; l'heureuse ville qu'ils habitaient était parfumée de leur renommée. On délibérait, je crois, au chapitre métropolitain, sur la question de savoir si l'on ne solliciterait pas en cour de Rome une canonisation anticipée, pour ces modèles de piété; car, tout vivans qu'ils étaient, leur ame séraphique habitait incontestablement le ciel.

«Les choses en étaient là, lorsqu'une lettre, venue de l'Orient, apporta à mon Henriette l'affreuse nouvelle que son mari venait d'être atteint de la peste : le consul-général, qui écrivait, faisait concevoir quelques inquiétudes, mais beaucoup plus d'espérances. Néanmoins, madame, la douleur de mon amie fut inexprimable ; elle voulait partir pour Alexandrie; déjà même elle s'y disposait, quand une seconde dépêche lui annonça que Sal.... était à peu près hors de danger.... Henriette consentit alors à rester, au moins jusqu'à une troisième lettre, qui ne pouvait se faire attendre...

« Le chagrin un peu adouci de la jeune dévote s'exhala dans une fervente et continuelle prière : l'aurore éclaira plus d'une fois sa jolie tête penchée sur son prie-dieu ; le crépuscule du soir l'y trouvait encore. Tant que les secours de l'amitié avaient pu adoucir les peines d'Henriette, je ne m'étais guère éloignée d'elle; mais j'avoue que je ne me sentais pas le courage de m'associer à ses longues oraisons. Le diacre, voué par état à la même mysticité, se montra plus assidu auprès de sa belle-sœur : il arrivait chez elle aux premières lueurs de l'aube, et ne la quittait qu'au dernier *Angelus*. Chaque fois que je venais dans la journée, je les entendais psalmodier, et le bruit de leurs innombrables *mea culpa*, résonnant sur un estomac creusé par le jeûne, retentissait douloureusement à mon oreille... Souvent, attristée par cet excès de componction, je me retirais sans avoir osé voir ces jeunes gens. Et toujours, depuis les nouvelles reçues du Levant, le nom du cher pestiféré se mêlait à la prière de sa femme et de son frère.

« Un soir d'été, le couple dévot priait, comme de coutume, dans l'oratoire d'Henriette. Le soleil ne lançait plus que des feux obliques à travers les arbres du jardin; nos jeunes congréganistes respiraient le suave parfum des fleurs, apporté jusqu'à eux par un zéphir brûlant... Leur ascétisme était en ce moment porté jusqu'à l'extase, et les sens, quoi qu'en disent les spiritualistes, participent à toute exaltation.

« Henriette, âgée de vingt-deux ans, et fortement constituée, Henriette, chez qui la nature était comprimée par une digue de privations, subissait, à son insu, l'influence impérieuse d'une saison ardente... Sa dévotion se compliquait de passion orageuse... et la pauvre petite l'ignorait...Elle l'ignorait, quoiqu'à des signes peu équivoques, elle eût pu se convaincre qu'elle sentait alors ce genre d'émotion qui l'agitait auprès de son mari; mais elle était si candide !... Mon amie et le diacre priaient, agenouillés l'un à côté de l'autre; l'air respiré par le beau-frère était aspiré par la belle-sœur... Henriette se retourne vers l'élève du sacerdoce; elle a le visage animé, le regard lumineux, le sein palpitant; sa respiration est bruyante et pressée.....

« Ne trouvez-vous pas, Emile, dit-elle d'un accent où la mélancolie se mêle à l'exaltation, ne trouvez-vous pas que la prière est plus suave, plus consolante que de coutume? Pour moi, je sens la grâce qui me pénètre.

— J'allais vous en dire autant, chère sœur,

répond d'une voix tremblante le jeune homme, dominé par la même influence... n'en doutons pas, le ciel s'est ouvert à nos vœux... oui, ce sont les émanations de la grâce qui nous arrivent... Henriette, encore un *ave!*... mon frère est guéri.

— Emile, vos prières sont plus agréables à Dieu que les miennes... Je le vois, vous avez une révélation qui échappe à mes imperfections.... L'ange est avec vous... et moi, je vois trop qu'il me délaisse.... Emile!... Emile... sanctifiez la pauvre Henriette... Et la jeune femme, entraînée par un délire invincible, tombe dans les bras du diacre, en s'écriant: Ah! le paradis! il s'entr'ouvre... Ange du Seigneur, emporte-moi sur tes blanches ailes...

«Quand madame de Sal.... revint à elle, Emile l'avait quittée; elle était sur son lit, ignorante de sa faute... ne se rappelant qu'une extase mystique, n'en retrouvant sur elle que les marques ordinaires.

«Mon amie, comme la plupart des femmes dévotes dans l'âge des passions, était hystérique. Toute créature qui se fût trouvée auprès d'elle durant ses prières extatiques eût détourné à son profit les hommages qu'elle rendait à la divinité, sans que, pour cela, elle eût cessé d'être innocente.

« Il est présumable que cette expansion malheureuse des actions de grâces rendues à Dieu pour le rétablissement de Sal.... se reproduisit souvent dans les trois ou quatre mois qui suivirent la soirée dont je viens de vous raconter les détails; et la candide Henriette, qui n'avait pas encore eu d'enfans, ne se doutait nullement des résultats que pouvait avoir sa manière expansive de remercier le ciel. Le diacre, dont la candeur égalait celle de sa belle-sœur, ne se lassait point des exercices rémunérateurs offerts au Seigneur. Bref, je ne tardai point à m'apercevoir que mes jeunes gens maigrissaient plus que de coutume; bientôt je remarquai dans mon amie une altération de traits dont la cause nous est promptement révélée, à nous autres femmes qui en avons l'expérience... J'interrogeai madame de Sal...., un matin que je me trouvais seule avec elle.

« Vous êtes pâle, Henriette, lui dis-je avec l'accent de l'intérêt; votre santé paraît s'affaiblir;.... il faudrait pourtant vous faire une raison sur les jeûnes, trop sévères, que vous vous imposez. Je ne heurterai point vos opinions, quant à la nécessité de ces privations contre nature; mais j'oserai du moins vous dire qu'une jeune femme, engagée dans les liens du mariage, se doit aux devoirs sacrés qu'elle a jurés d'accomplir. Vous avez un époux; vous aurez sans doute des enfans. Ce serait mal accomplir les volontés du ciel que de ne pas vous conserver pour aimer l'un et protéger les autres.

— Ma chère amie, me répondit Henriette, je puis vous assurer que je jeûne fort peu en ce moment : notre sainte religion ne l'exige pas de moi... Il y a même des instans où je me sens l'impérieux besoin de satisfaire un appétit désordonné et capricieux, qui se prend à des objets sans saveur.... Hier, par exemple, aucun raisonnement n'a pu m'empêcher de dévorer des pommes à peine sorties de fleur.

— Ah ! ah !

— En d'autres instans, j'éprouve un dégoût extrême pour toutes sortes de mets, et quelquefois ce dégoût est poussé jusqu'au vomissement.....

— Ah ! mon Dieu, chère Henriette, que me dites-vous là ?...

— N'est-ce pas que c'est bien singulier ?

— Pour moi, c'est davantage : c'est inimaginable.... Puis je m'approchai de la jeune femme, et je lui touchai légèrement l'abdomen et le sein.....

— Eh bien ! que faites-vous donc là ? me demanda-t-elle avec étonnement.

— J'acquiers une certitude, répondis-je avec gravité..... Henriette, vous êtes enceinte.....

— Enceinte ! vous voulez plaisanter.... Et comment cela pourrait-il être ? mon mari est absent depuis dix-huit mois....

— Hier encore, mon enfant, ce mot aurait pu me suffire : il est insuffisant aujourd'hui.... je vous répète que votre grossesse est certaine....

— C'est donc un phénomène !.... une grossesse de dix-huit mois.....

— Non, mon enfant, cela ne s'est jamais vu, et ne se verra jamais : la nature ne se livre point à des écarts portés jusque là... Un homme s'est approché de vous depuis le départ de Sal....

— Approché !.... attendez donc.... oui, mon beau-frère, Emile, quelquefois.

— Je m'en étais doutée.

— Mais nos ames se sont unies, se sont confondues dans le sein de la grâce..... dans les délices d'une sainte extase..... voilà tout.

— Non, Henriette, non, repris-je en secouant la tête, ce n'est pas tout ; et vos ames ne se sont pas unies seules....

— Vous avez peut-être raison ; mais après tout, une grossesse, ce n'est que dans le mariage qu'elle se produit.... Dieu ne la permet qu'au lit des époux ; et les fleurs qui forment la couronne de l'hymen produisent seules des fruits.....

— Détrompez-vous, trop candide créature.... l'Eternel a permis que ce fruit tombât aussi de la couronne des amours, afin d'effrayer les amans pécheurs, et de prévenir le commerce illégitime... Votre ame pieuse, Henriette, est toute parfumée d'innocence; mais votre corps est devenu coupable au sein même de la grâce, et à l'occasion des élans d'une tendresse conjugale.., tant il est vrai que les pauvres maris absens sont victimes jusque dans les témoignages de fidélité qu'on prétend leur donner. »

Madame de Sal..., enfin convaincue, ne répondit que par des pleurs au funeste avis que son inexpérience recevait de mon amitié..... Je la consolai de mon mieux; puis je lui dis, que, maintenant qu'elle était informée des graves infidélités faites par elle au vice-consul, dans les meilleures intentions du monde, il fallait cesser tout rapport intime avec le diacre; ajoutant qu'à l'avenir, son ame serait aussi coupable que l'avait été précédemment son corps, si elle persistait dans cette illégitime intimité. Elle me promit, avec l'accent d'une évidente sincérité, qu'elle ne retomberait jamais dans une telle erreur, et qu'elle allait sur-le-champ s'en confesser. Je lui conseillai de n'en rien faire : — Au temps où nous vivons, lui dis-je à cet égard, le tribunal de la pénitence est une maison de verre : croyez-moi, ne renfermez pas un secret aussi dangereux dans son enceinte diaphane.

« Le lendemain du long entretien que je viens de vous rapporter, continua l'amie de ma dévote pensionnaire, le diacre vint, comme à l'ordinaire, chez sa belle-sœur ; mais celle-ci, loin de se prêter aux prières en communauté qui l'avaient entraînée si loin, refusa d'entrer avec lui dans son oratoire, et lui parla ainsi :

— Mon frère, savez-vous que nous sommes de grands pécheurs, et que notre péché le le plus hideux, le plus déplaisant à Dieu, a été commis en lui adressant nos prières ?

— Je ne vous comprends pas, chère sœur, répondit l'apprenti ecclésiastique.

— Oui, monsieur, tandis que nous croyions faire une action agréable à notre divin Sauveur, nous faisions....

— Eh bien! Henriette, nous faisions?...

— Un enfant, monsieur, rien de moins.

— Ah! miséricorde.... bonne sœur, est-il possible que Satan ait pu nous tenter jusqu'à ce point.... Et le congréganiste, se laissant tomber à genoux, s'écria: Grâce! grâce! ah! mon Dieu! sauvez ma pauvre ame de la damnation éternelle... Je ne savais ce que je faisais... Mais le ciel s'ouvre... j'entends la voix de l'ange exterminateur.... il tient l'épée flamboyante... je suis perdu. La terre va m'engloutir avec les démons, dont je sens déjà les griffes immondes s'attacher à mon corps... *Confiteor*, *confiteor*.... Et le fanatique Émile se frappait la poitrine à coups redoublés.

— Calmez-vous, mon frère, dit madame de Sal... effrayée de l'état d'exaspération du malheureux diacre; le repentir est un baume salutaire; la pénitence peut, d'ailleurs, racheter toutes nos fautes... et Dieu, qui lit dans nos ames, sait que celle-ci fut involontaire... Seulement, cessons de nous voir aussi souvent que nous l'avons fait jusqu'à ce jour, à présent que nous avons découvert l'aspic caché sous les roses mystiques que notre piété cultivait avec confiance...

— Ah! oui, oui, ma sœur : je cesserai de vous voir; je quitterai le monde lui-même... Il est une société d'hommes pieux, qui continuent sur eux les mortifications de la Trappe; je cours m'ensevelir dans leur maison. Le Seigneur ne veut pas de moi pour son lévite.... je suis trop impur... trop infesté d'indignités... Et le pauvre jeune homme s'éloigna en répétant : *Confiteor*, *confiteor*. »

« Je décidai facilement mon amie, continua la narratrice, à venir faire ses couches à Paris; En province, il est presque impossible de tenir une grossesse secrète, et madame de Sal... eût été perdue si la sienne se fût ébruitée.

A notre arrivée à Paris, on nous avait indiqué votre maison, comme l'une des plus distinguées de la capitale ; vous reçûtes la pauvre Henriette, et je pris un appartement dans le voisinage, afin de venir à toute heure voir cette chère enfant, que je n'aime pas moins que si elle était ma fille. »

Ainsi finit l'aventure de mon aimable dévote ; le ciel lui tint compte de son innocence dans le péché : elle accoucha, comme la sainte Vierge, sans douleurs. Je fus chargée de surveiller la nourrice du joli petit garçon qu'elle avait fait sans son mari, mais évidemment à son intention, ce qui pourtant, il faut bien en convenir, n'était pas précisément la même chose.

Cet enfant, que je vais voir de temps en temps dans la pension où je l'ai mis l'an dernier par ordre de sa mère, ne la connaît pas encore, non plus que son père, sur lequel il me reste quelques mots à dire.

Quinze jours avant de retourner à Tours, madame de Sal...., que nous appellions chez moi la présidente de Tourvelle, reçut une lettre de son beau-frère. De salutaires réflexions l'avaient fait renoncer à se confiner chez les Trappistes.... Peut-être pensa-t-il qu'à part sa direction pécheresse, l'action dont il voulait se punir était trop douce pour s'en priver à jamais.... Ce jeune homme jeta la soutane aux orties, et s'engagea dans un régiment de cavalerie légère qui passait à Tours. Lorsqu'il écrivait à sa belle-sœur, le diacre était déjà maréchal-des-logis ; au moment où j'écris, il est lieutenant. Il avait même obtenu ce grade avant la révolution de 1830... Nul doute que, sous le règne du sacerdotal Charles X, on n'ait compté, comme des campagnes, les cinq années qu'il avait passées au séminaire et dans le diaconat.

Tel était mon intérieur rue de l'Odéon, semé d'anecdotes variées, résultant de la diversité de caractères, de principes et d'humeurs des dames pensionnaires. Le cours d'accouchement que je faisais, et dont j'ai déjà parlé, ajoutait souvent à ces sortes d'épisodes. Je dois en rapporter un qui n'est pas sans originalité.

Dans la nécessité d'enseigner à mes élèves la

partie d'anatomie qui se rapporte aux accouchemens, je me procurais souvent, à l'hôpital des Orphelins, rue d'Enfer, un des enfans morts dans la nuit, afin de servir à mes leçons. Au moyen de ces sujets, je démontrais la circulation à mes élèves; puis, en disséquant sous mes yeux, ils préparaient chacun un squelette. Or, la sœur supérieure ne pouvait confier qu'à moi ces petits cadavres : j'allais donc moi-même les chercher. Je me disais quelquefois en rapportant ce singulicr fardeau : « Je suis bien heureuse d'être douée d'une bonne constitution ; car si je me trouvais mal, quel serait l'étonnement des personnes qui me porteraient secours, en me trouvant chargée d'un enfant mort? Rien au monde ne pourrait leur sembler plus étrange. » La petite créature était simplement enveloppée d'une serviette, qui souvent était tachée de son sang. Je l'emportais même parfois dans un mouchoir dont je m'étais servie dans ma précipitation. Tout ceci avait l'apparence de mystère d'un enlèvement clandestin, et pouvait mettre en émoi les argus de la police. Voici un incident de ces courses matinales qui ne laissa pas de m'embarrasser: Je traversais le Luxembourg d'un pas précipité, emportant mon fardeau ordinaire. J'avais aperçu la comtesse Desess..... qui demeurait vis-à-vis de chez moi, et qui m'invitait souvent à ses soirées. Je voulais l'éviter, pour un motif que vous devez comprendre. En conséquence, j'accélérai encore ma marche. Vaine précaution! Ma voisine, quoique d'un certain âge, était alerte; elle me rejoignit bientôt. La comtesse alongea le bras pour me saisir, ce que j'évitai par une légère conversion de corps : sans ce mouvement, sa main allait immanquablement sentir le corps glacé que je portais, et vous jugez de l'effet.... Quelle femme en pareil cas ne pousserait pas un cri, et quel cri, dans une promenade de Paris, ne produit pas sur-le-champ une foule!

« Ma chère petite, me dit madame Desess... avec volubilité, je viens d'envoyer chez vous le premier volume des *Mémoires de madame de Campan*; je brûle de lire le second; veuillez être assez bonne pour me le faire remettre : vous me ménagerez une heure de délices avant l'arrivée du sommeil, etc. A propos, ma belle voisine, poursuivit la comtesse, n'oubliez pas que c'est demain ma réunion... Ah! puisque j'en parle, ayez l'obligeance de m'envoyer une de vos bonnes pour aider les miennes. » Après ce sujet d'entretien, vint un second, puis un autre, puis un autre encore. En un mot, ma diserte voisine me tint une demi-heure dans le Luxembourg ; et mon bras s'engourdissait sous le poids de l'enfant. Pour comble de malheur, je sentais s'imbiber la serviette qui l'enveloppait; je tremblais qu'une trace sanglante ne marquât incessamment la place où j'étais arrêtée dans le jardin... j'étais au supplice. Enfin, tranchant court au milieu d'une période de la comtesse, je la quittai brusquement, me promettant bien à l'avenir d'éviter, en pareil cas, de semblables rencontres.

ASSISTANCE III.

—

Les Fleurettes et les Douleurs.

—

En vérité, mes bons lecteurs, vous surtout, mes timides lectrices, je me fais presque un scrupule de vous avouer une chose, une sorte d'indignité dont je vais, tout du long de mes Mémoires, me rendre coupable sciemment.... Mais enfin le guichet du confessionnal est ouvert, il faut que je dise tout. Lorsque j'ai pris la plume pour coudre ensemble les notes inscrites sur mon *registre secret*, je me suis proposé de ne vous parler que des faux pas, des fécondités illégitimes, ou tout au moins des faits empreints, par un point quelconque, d'un vice ou d'un travers. Tout ce qui est juste, légal, vertueux, a droit à nos hommages : on fait un grand salut, une génuflection même, en passant devant le tabernacle où l'on adore la vertu... mais on passe assez vite... : il serait affligeant de bâiller devant un lieu si vénérable. D'ailleurs, il y a peu d'expérience à acquérir avec les choses présentées dans leur état normal : les bonnes conduites se forment d'une connaissance approfondie de ce qu'il convient d'éviter, plus encore que d'une étude soutenue de ce qu'il convient de faire... Hélas! notre nature imparfaite a déjà beaucoup prospéré dans le bien, quand elle est parvenue à s'abstenir du mal.

Or, moi, femme, je suis presque fière d'avoir à vous dire que, dans l'anecdote qui suit, ma cliente était bourgeoisement enceinte des œuvres de son mari, et vous allez voir, aux allures de celui-ci, qu'elle pouvait se prévaloir d'un double mérite.

Un matin, certain grand chasseur tout chamarré d'or vint me chercher ; il me dit, d'un accent qui fit résonner l'écho de mon salon, qu'il s'agissait d'accoucher un grand personnage, une dame habitant le plus bel hôtel de la rue de Vaûgirard. L'envoyé m'avait amené l'équipage de la maison, pour me rendre plus commodément et plus vite auprès de sa maîtresse. Il était dix heures lorsque j'arrivai près d'elle ; le médecin de la maison avait touché cette dame à huit, et, d'après son pronostic, prononcé sans doute avec toute la dignité doctorale, elle ne devait pas accoucher avant quinze jours.

En conséquence, le docteur, modèle des dandys à Paris, intrépide chasseur aux champs, déclara qu'il allait courre la grande bête dans la terre d'un comte de ses amis; que son absence ne se prolongerait pas au-delà de huit jours, et qu'il reviendrait long-temps avant la délivrance dont il venait d'assigner le terme du ton d'un savoir irréfragable.

Lecteur, aimez-vous les hors-d'œuvre ? dans un livre, comme dans un dîner, ils peuvent trouver leur place, quand ils sont d'une facile digestion..... Essayez, de grâce : voici un petit trait épisodique qui se présente si à propos, et qui s'adapte si bien au jugement du médecin dont je vous parlais, tout à l'heure, que, véritablement, ce serait dommage de le taire. Et notez qu'il est tout récent, tout pantelant d'actualité.

Au cours pratique du docteur D***, il se présenta dernièrement un cas que le professeur signala comme assez rare, et comme devant donner parfois de l'embarras au praticien. « Je veux, ajouta-t-il, que deux de mes élèves appelés à recevoir ce mois-ci le doctorat, aient l'honneur de reconnaître eux-mêmes l'anomalie dont il s'agit : ils auront même le temps de l'étudier; car madame, continua-t-il en la touchant de nouveau, n'accouchera que demain matin.

— Ainsi, voyons, monsieur, poursuivit M. D*** en s'adressant à l'un des candidats, comment se présentera l'enfant ?...

— Monsieur, répondit le jeune homme interpellé, après avoir lui-même palpé la femme, je crois fermement, d'après les signes existans, que l'accouchement sera naturel, c'est-à-dire que l'enfant présentera la tête...

— Vous n'y êtes pas, monsieur, reprit le professeur d'un air capable... A votre condisciple, maintenant.

— Oh ! s'écria ce dernier avec le ton de l'inspiration, il est bien évident, en effet, que mon camarade se trompe...: jamais accouchement par les pieds ne fut mieux indiqué.

— Allons donc, monsieur, s'écria le maître d'un air indigné : l'on ne peut pas errer plus complètement... Eh bien ! je vais vous prouver que mon opinion, bien différente des vôtres, se fonde sur des témoignages solides... Suivez attentivement ma démonstration. « Cette démonstration fut longue : je ne la rapporterai point, et je dirai seulement que le professeur conclut en déclarant, avec solennité, que l'enfant présenterait d'abord un coude..... Les raisons du docteur avaient été si nombreuses, si puissantes, si bien appuyées sur ce que ce démonstrateur avait remarqué, que personne n'osa répliquer.

Le lendemain matin, on fut de bonne heure au lit de la malade, dont les douleurs commencèrent en effet à l'heure indiquée par le professeur : sur ce point, il avait été exact. Enfin, après deux heures, l'enfant va se présenter au passage ; les trois opérateurs s'approchent en disant :

— C'est la tête.

— Ce sont les pieds.

— C'est le coude.

— Ce sont les fesses... » s'écrie un élève qui terminait l'accouchement.

Silence, stupeur !...

Le professeur se précipite, et reconnaît en effet... vous savez quel visage... Jamais la nature ne s'était plue à démentir avec autant d'insolence le savoir... Par bonheur, nos doctes personnages n'avaient alors que proverbialement un pied de nez... Je reviens à ma cliente de la rue de Vaugirard.

Malgré le pronostic assuré du docteur dandy et chasseur, je reconnus que cette dame allait accoucher sous peu d'heures, et je ne crus même pas prudent de la quitter.

« J'ai, me dit-elle, une grande répugnance pour ce que vous appelez *le lit de misère* ; cependant, si vous croyez qu'il soit indispensable d'y avoir recours, je me soumettrai à votre prescription. Jusqu'à présent, j'ai pu accoucher dans ma bergère; j'espère un peu qu'il pourra en être encore ainsi cette fois.

— Et vous avez raison, madame, répondis-je après l'avoir examinée.... l'enfant se présente bien ; vous pourrez accoucher selon votre désir.

Les douleurs commencèrent bientôt. Comme je voyais que le mari de la malade se disposait à rester, je lui dis, assez bas pour n'être pas entendue de sa femme :

« L'accouchement sera naturel et heureux;

mais on n'aime pas à voir souffrir ceux qui nous sont chers : je vous engage à vous retirer.

— Au contraire, ma belle enfant, me répondit cet excellent époux, j'espère que la part que je prendrai aux souffrances de cette tendre amie, les diminuera d'autant.

— Il a raison, madame, dit la malade avec une petite grimace mêlée de sourire ; cela me soulage de le savoir là : il m'aime tant, ce cher Alphonse !

— Ah ! comme tu me rends justice, chère amie..... Et tandis que ce cher Alphonse, placé derrière le fauteuil de sa femme, lui racontait ces belles choses, je sentais son bras entourer ma taille :

— La jolie petite sage-femme, disait-il tout bas... Puis il reprenait tout haut : comme tu souffres ! bonne amie. Indignée d'une telle fausseté, je ne pus m'empêcher de m'écrier en le repoussant : Oh ! l'hypocrite !

— Si jolie et si maligne, ce n'est pas bien, poursuivit-il à mon oreille.

— Qu'est-ce donc qui n'est pas bien, mon bon ami? demanda la dame.

— Ta tête, cher ange; il me semble qu'elle serait mieux ainsi.... Et le petit scélérat tournait cette tête de manière à ce que la pauvre patiente ne pût voir ce qui se passait de mon côté....

— Ah! la charmante sage-femme, répétait-il derrière la bergère.... quel dommage qu'elle ne compatisse pas au mal des maris, comme à celui des femmes!.... je m'inscrirais en tête de sa clientèle... Mon Dieu! cher ange, tu souffres beaucoup.....

— Cela ne sera rien, mon bien-aimé..... ne te tourmente pas.

— Ah! tu as beau dire, je ne puis commander à mon émotion..... la sympathie.... Et le traître s'était emparé de ma main, qu'il baisait....

— En effet, dis-je avec gravité, monsieur n'est pas bien... Puis m'étant approchée d'une sonnette, je la tirai avec vivacité... Mon ami, ajoutai-je quand le domestique parut, apportez un verre d'eau fraîche à votre maître ; il en a besoin....

— Je vous remercie, repartit sèchement le mari..... cette précaution est superflue.... votre expérience est en défaut...

— Et moi, je vous déclare que votre confiance en vous-même s'abuse. »

En ce moment les douleurs prirent à la malade, et sans doute ce fut ce qui l'empêcha de s'attacher au sens assez clair de mes dernières paroles. Dès cet instant, je fus débarrassée des importunités du tartufe de tendresse qui m'avait obsédée jusqu'alors. Lorsque l'enfant fut venu, la nature reprit ses droits sur les travers du monde : mon fat ne songea pour l'instant qu'à se montrer époux attentif et père.

Je fis des visites pendant quinze à vingt jours à l'accouchée. Le docteur de la maison, s'étant déclaré à part lui infaillible, il n'avança pas son retour d'une heure ; et lorsqu'il apprit que sa malade était accouchée depuis long-temps, il dit gravement que la délivrance avait été avancée ; ce qui, vous le pensez bien, était beaucoup plus probable que l'erreur d'un membre renommé de l'Université. Chaque fois que je venais à l'hôtel, le galant intrépide m'épiait dans quelque partie de ses vastes appartemens; mais, svelte et légère, je savais me soustraire à ses poursuites. Pourtant, il me joignit un jour au bas de l'escalier.

« Vraiment! me dit-il, vous êtes introuvable, insaisissable, impalpable, comme le lutin d'Argail, méchant petit démon...

— Il est vrai, monsieur, qu'il me reste peu de loisirs, même pour des choses utiles; et je vous avoue que j'ai moins de temps encore pour écouter les propos galans.

— Mais enfin, dites-moi quel jour je pourrai vous trouver, afin d'aller vous solder?

— Ce soin-là, monsieur, regarde madame, et je vous assure que lorsqu'elle se présentera, elle me trouvera toujours. »

Au bout de six semaines, ma cliente me rendit visite. Quant au mari, plus d'une fois je l'ai rencontré dans le monde, et je n'ai jamais voulu le regarder, tant je hais l'hypocrisie.

ASSISTANCE IV.

Ce que peut la Jalousie.

Je ne crois pas qu'aucune impression soit aussi difficile à définir que la jalousie : j'entends la jalousie qui, regrettant un bien échappé à celui ou celle qui l'avait obtenu, s'irrite de le voir en la possession d'autrui. Ce fiel de la pensée, cette acrimonie de l'ame, est-ce l'amour, est-ce la haine qui le produit? Ces deux sentimens s'y combinent assurément; et l'aversion sanglante que l'on porte à l'objet préféré, qui généralement ne mérite guère la préférence, est d'autant plus active que l'on conserve plus d'amour pour l'objet volage. Et voyez cependant jusqu'à quel point l'inexplicable nature est quelquefois en désaccord avec la morale! Certes, le mortel aux affections inconstantes mériterait qu'on le haït, plutôt que le possesseur de ses affections nouvelles; car celui-là n'avait rien promis, il ne doit aucun ménagement à l'être délaissé... Mais telle est la bizarrerie des passions humaines, qu'elles déplacent souvent toutes les équités, toutes les convenances avouées par la raison. Au gré de nos penchans, la justice, c'est ce qui les flatte.

Une question incidente se présente cependant à l'idée de tout dialecticien qui disserte, oralement ou par écrit, sur la jalousie: en admettant, à titre d'anomalie déplorable, l'affection persistante attachée à l'ingrat qui nous néglige, il se forme en nous, et comme à l'insu de notre cœur, un foyer de mépris qui s'épand sur cet objet coupable; et rien de mieux fondé que ce mépris, surtout quand l'ingratitude succède, hideuse et déhontée, à des bienfaits reçus, à l'aisance prodiguée par la main secourable qu'on repousse, maintenant qu'elle ne donne plus... « Ah! que cette sensation est pénible, disais-je un jour que je raisonnais de la jalousie et de l'ingratitude avec le jeune médecin dont j'ai parlé au commencement de ces Mémoires; voyons, monsieur le docteur, continuai-je avec feu, mêlez donc un peu du miel de votre éloquence à l'absinthe qui inonde mon cœur quand je devise sur ce triste sujet... Eh quoi! vous vous taisez : vous dont la mission est de guérir, ne savez-vous pas recueillir un peu de baume pour les maladies de l'ame?... Voyons, ne prenez pas cet air embarrassé; cessez pour un moment de consulter mes glaces. Vos cheveux sont merveilleusement disposés : vous n'avez point oublié de faire mettre vos papillotes; la coupe de votre habit est du meilleur goût; les brillans hochets dont vous ornez votre parure produiront un effet étourdissant dans le cercle fashionable où, grâce à une prospérité providentielle, vous allez briller chaque soir. Cette prospérité, produit d'un coup de baguette inattendu, convenez, docteur, que vous ne l'espériez guère lorsque vous habitiez votre humble mansarde de l'hôtel de Clovis, et que vous dîniez modestement chez quelque Flicoteaux moderne... Oui, oui, je conçois que vous vous approchiez de ma croisée pour voir le charmant tilbury qui vous attend en bas..... c'est encore un présent de la bonne fée : elle le lança un beau matin tout au travers de votre destinée, comme, dans le recueil bleu, la marraine de Cendrillon lui donne un riche carrosse, fait d'un potiron du jardin..... Là, franchement, avouez que la féerie qui vous concerne vaut mieux que celle du conte; car, en vérité, on était loin de trouver chez vous l'équivalent d'un potiron, pour le changer en voiture. Ah! vous avez beau faire, vous n'esquiverez pas le sujet qui m'occupe : il me faut un raisonnement, bon ou mauvais, qui justifie un peu les ingrats, et excuse jusqu'à un certain point la niaise tendresse que les gens trahis leur conservent..... La tâche que j'impose à votre éloquence est difficile, je le sens ; mais vous êtes bachelier ès lettres : l'art des controversistes doit vous être familier..... Faites-vous, pour un moment, l'avocat du diable.....

Malgré mes instances, je ne pus obtenir un seul mot du docteur; après avoir erré avec embarras dans mon cabinet, l'espace d'une demi-heure encore, il tira sa montre, s'écria qu'il était en retard pour une visite urgente, s'excusa de me quitter si vite, et échappa par une fugue à la situation délicate que je lui avais malicieusement suscitée.

Cette digression m'a jetée loin de l'anecdote que je voulais raconter ; mais j'y reviens naturellement, attendu que la jalousie en est le sujet.

C'était pendant un hiver rigoureux: la terre avait revêtu sa robe de neige; la neige se balançait encore, en gros flocons, dans l'air glacial. Je donnais les premiers soins à deux de mes pensionnaires, dont le travail commençait, lorsqu'une femme, qui venait de sonner avec force à ma porte, entra vivement dans la chambre où je me trouvais, et me supplia de me rendre sur-le-champ dans la maison qu'elle habitait, pour secourir une jeune femme qui, disait-elle, se mourait. « Nous ne connaissons pas cette pauvre créature, ajouta la messagère ; mais je me suis chargée volontiers de venir vous chercher, et si vous consentez à la voir, vous ferez là une belle œuvre de charité. Voici l'adresse : rue de l'Ecole-de-Médecine, n° 29. »

La compassion, chez les êtres qui souffrent maintenant, ne se reporte guère sur autrui : les deux dames que j'assistais entendaient mal une charité qui m'éloignait de leur lit de douleur ; mais je les assurai, avec raison, que leur accouchement n'était pas prochain, et que j'aurais le temps de faire une visite rapide à la personne dont il s'agissait. D'ailleurs, me hâtai-je d'ajouter, si j'étais retenue plus longtemps que je ne le présume, M. le chevalier de Rufigny, médecin de la maison, se rendrait au premier appel à votre chevet.

Je courus donc au lieu indiqué. Arrivée dans une chambre du troisième étage, je trouvai une femme couchée, pâle, défaite, évanouie et noyée dans le sang d'une effroyable hémorrhagie, causée par l'approche d'un accouchement avant terme.

Lorsque je fus parvenue à rendre la connaissance à cette malade, je vis une jeune personne encore jolie, malgré son extrême pâleur, et dont l'accent n'était pas moins doux que les traits.

« Je suis enceinte de quatre mois seulement, me dit-elle; mais je fis, il y a six jours, une chute, et depuis lors j'ai souffert les plus violentes douleurs.

— Calmez-vous, madame, lui dis-je en la plaçant dans une position parfaitement horizontale, et restez dans la situation où je viens de vous mettre.... Etant fort pressée en ce moment, je ne puis me tenir auprès de vous; mais je vais vous envoyer le médecin de ma maison; j'enverrai aussi ma bonne, qui vous fera du feu, et préparera ce qui peut vous être nécessaire.

— Ah ! madame, que vous êtes complaisante, répondit la malade en saisissant ma main, qu'elle baisa. Mes prières seraient superflues : je vois dans vos yeux la bonté, la compassion des belles ames ; vous ne m'abandonnerez pas ?

— Non, certainement, répliquai-je vivement ; comptez sur moi, et ne prenez pas d'inquiétude. »

Rentrée chez moi, je me hâtai d'envoyer M. de Rufigny et ma bonne rue de l'Ecole-de-Médecine ; mais peu de temps après, je vis revenir avec surprise cette fille. La jeune personne, quoique le docteur fût en ce moment auprès d'elle, me faisait demander avec instance ; je m'esquivai une seconde fois du lit de mes pensionnaires, ce que je pouvais faire encore sans danger pour elles, et je me rendis à l'invitation de l'inconnue.

« Je suis bien mal, ma chère bienfaitrice, me dit-elle d'une voix éteinte : l'air inquiet de votre médecin, qui sort d'ici, ne me l'a pas laissé ignorer.... La vie m'échappe, et je ne la regrette pas, ajouta-t-elle avec un profond soupir.... Dieu me l'avait donnée sereine, prospère et joyeuse ; je n'ai pas su la conserver telle.

— Il faut, mon enfant, dis-je à cette bonne fille, il faut éloigner ces sombres idées : c'est la plus grave de vos maladies.... Du reste, vous n'êtes nullement en danger, et je garantis que vous serez bientôt rétablie.

— Votre mission est toute bienfaisante et consolatrice, reprit la jeune demoiselle en secouant la tête, et vous l'accomplissez avec bonté... Mais je me sens bien, voyez-vous... Ecoutez-moi, poursuivit-elle en soulevant avec peine sa tête pour prendre quelque chose sous son traversin. J'ai vu peu le monde : voyageuse coupable, je l'ai traversé en courant, après avoir quitté, fugitive insensée, le toit tutélaire de l'enfance, cet asile, assuré contre tous les orages de la vie, que l'on ne retrouve plus... Mais je vous tairai ma faute ; je voudrais me la taire à moi-même. Ah ! comme mes souvenirs s'empreignent de honte e mesurant l'espace compris depuis le lieu d'o je suis tombée jusqu'au précipice au fon duquel j'expire !... Chère dame, je n'ai ren contré que des ames viles; je n'ai été e rapport qu'avec des démons; vous êtes l premier ange qui me soit apparu : soyez mo héritière. De grâce, acceptez la somme con tenue dans ce sac; vous pouvez la recevoi sans crainte: elle m'est acquise légitimement.. Si vous n'avez pas encore aimé, vous frémire en apprenant que, dans la condition où j fus élevée, cette somme était consacrée à me menus plaisirs de jeune fille, et que j'ai quitt cette condition pour me jeter avec transpor dans un avenir de misère et de dénûment.. Mais si votre cœur connaît l'amour, ma foll action vous affligera sans vous surpendre Ce présent est peu digne de vous; oublie sa faible importance, et recevez-le en faveu de l'intention qui l'offre... Si, contre moi attente, je recouvre la santé, vous me re mettrez cet argent; si Dieu, prenant en piti ma vie, y met un terme, vous le garderez, et le bon usage que j'en aurai fait consolera mon dernier soupir. »

Je pris le sac à ces conditions : il renfermait, ainsi que je le reconnus plus tard, deux mille cent et quelques francs.

« Maintenant que je vous ai satisfaite, dis-je à la malade, j'exige que vous en usiez de même à mon égard. Vous ne pouvez rester dans ce logement, où je ne vous verrais que rarement, et ma bonne est d'ailleurs trop occupée pour venir vous y servir avec assiduité. Ma maison est sûre et secrète ; je vais vous y faire transporter dans une bonne chaise à bras, qu'une vieille dame de mes amies m'a prêtée quelquefois pour un tel usage. Chez moi, vous ne manquerez de rien ; votre guérison sera prochaine, et croyez-moi, mademoiselle, les plaies du cœur aussi se cicatrisent. Le crime et l'ingratitude seuls laissent des traces ineffaçables, que le remords ravive sans cesse. »

L'inconnue accepta mes offres avec reconnaissance; elle passa deux mois chez moi après son accouchement, survenu juste à mi-terme...

L'enfant, renfermé dans un bocal rempli d'esprit de vin, fut envoyé par moi au cabinet de l'Ecole pratique de Médecine. Ma pensionnaire mystérieuse me quitta, sans que j'eusse osé sonder à fond le secret de son cœur; mais je l'appris plus tard, et voici comment :

Dix-huit mois s'étaient écoulés depuis que la jeune personne en question était sortie de ma maison, emportant l'argent dont elle voulait me faire la légataire, lorsqu'un monsieur, qui se déclara commissaire de police, vint chez moi un matin, et me dit, à ma grande surprise :

« Vous avez donné des soins, il y a près de deux ans, à une jeune personne nommée Françoise Ton.....

— Oui, monsieur.

— Connaissez-vous la moralité de cette fille, et savez-vous, notamment, ce qu'est devenu l'enfant qu'elle a mis au jour à cette époque?

— Les principes de cette demoiselle, à part

la faiblesse qu'elle avait à se reprocher, m'ont paru, monsieur, ceux qui résultent d'une excellente éducation et d'une suite de bons exemples, dont elle paraissait avoir profité... Quant à l'enfant, je puis vous déclarer, en toute sûreté de conscience, qu'il a été ajouté à la collection de l'Ecole de médecine; ce qui est constaté par une date précise, inscrite sur le bocal qui le renferme, date correspondant à celle d'un registre que je tiens.

— Eh bien, madame, vous pouvez sauver cette pauvre créature, qui vient d'être emprisonnée, sur l'accusation d'avoir jeté son enfant dans les latrines d'une maison de la rue de la Monnaie.

— Eh! monsieur, elle habitait la mienne lorsqu'elle est accouchée..... La pauvre enfant est victime d'une infâme calomnie.

— C'est ce que j'ai pensé, madame, et c'est pour cela que je viens à vous d'après sa déposition... Courons vite chez le juge d'instruction; prenez votre registre; on va mander le conservateur du cabinet de l'Ecole de Médecine.

Je le répète, vous avez à la main le salut de cette infortunée..... Pardon si je vous presse; mais il faut accuser lentement et se hâter d'absoudre. »

Je répondis au commissaire que j'étais prête à le suivre, et je montai dans son cabriolet... Digne fonctionnaire de police que celui-là! modèle d'une magistrature bieveillante, que l'on pourrait croire brisée de nos jours; car c'est le contre-pied de sa morale qu'on a pris: on se hâte d'accuser, on est lent à absoudre, et cette subversion ne sera pas sans doute comptée parmi les progrès du siècle.

Rendue chez le juge d'instruction, je répétai, mot pour mot, ce que j'avais dit au commissaire; et peu de jours après, l'accusée fut mise en liberté. Le premier usage qu'elle en fit fut d'accourir chez moi.

« Je vous devais la vie, s'écria-t-elle en se précipitant dans mes bras; je vous dois aujourd'hui la conservation de l'honneur, hélas! entaché, qui me restait... vous avez voulu compléter votre ouvrage... Maintenant, vous saurez tout, ma bienfaisante amie : apprenez ce que peut un cœur jaloux. Une femme, une jeune fille, avait fait contre moi la dénonciation calomnieuse que vous avez victorieusement combattue..... Cette créature était mon amie ; elle m'aimait sincèrement : j'en ai eu plus d'une preuve. Elle s'éprit de mon amant, et le rendit volage. Dès lors, ma vie la gêna... elle voulut m'envoyer à l'échafaud..... Voilà ce que devient l'amitié dans le cœur d'une femme, lorsque l'amour y a jeté sa flamme.... Écoutez le surplus de ma funeste révélation.

« Vous ne savez peut-être pas jusqu'à quel degré d'exaltation la passion délirante des amans, cette fièvre chaude du jeune âge, est quelquefois portée !

« Je suis fille d'un lieutenant-général des armées du roi. Mon séducteur..... mais non, c'est celui que j'ai séduit, qu'il faut dire ; celui-là, mon aimable amie, est un simple maréchal des logis de chasseurs à cheval, que mon père avait choisi pour planton.... Il était d'un physique disgracieux, petit, d'une tournure soldatesque : tout son mérite consistait dan une chevelure noire, bouclée avec grâce.... Ce frivole avantage suffit pour me séduire moi, qui vivais dans une société choisie, moi que plusieurs officiers-généraux recherchaient. Non, chère bienfaitrice, nulle frénésie n'es comparable à l'amour! »

Dans le même temps, une dame assez bien mise quoiqu'en bonnet, était venue se faire ins crire chez moi, pour que j'allasse l'accouche rue de l'École-de-Médecine, n. ... ; je l'avai acceptée plutôt pour le docteur que pour mo car, je vous l'ai dit, je faisais rarement des ac couchemens en ville. Une nuit donc, on vi me sonner pour me rendre auprès de cet dame. Le docteur étant occupé ailleurs, je f obligée d'y aller. Le lendemain, lorsque partis de chez moi pour visiter mon accouch du dehors, le crépuscule commençait. Je de cendis la rue de l'Odéon avec M. le comte Desess.., le mari de la dame causeuse du Luxe bourg ; il m'accompagna jusqu'au seuil de maison où je me rendais. Mais que devins lorsque, sur le point d'y entrer, je m'aperçus que la porte était obstruée par une nuée de filles publiques! Je me jetai dans le passage du Commerce, ne voulant pas qu'on me vît entrer dans un tel lieu.

Cependant la femme que j'avais secourue était celle d'un ébéniste, qui paraissait à son aise. Il faut être bien ami de l'économie, ou bien insoucieux de sa réputation, pour se loger ainsi, et exposer à toute heure la compagne de sa vie au plus insultant mépris, de la part des cliens ordinaires d'une pareille maison. Je m'abstins, comme on peut le penser, de faire à la femme de l'ébéniste les visites d'usage : ce fut le médecin de mon établissement qui les rendit, et je me rappelle même qu'il fut très bien payé.

SCÈNES D'INTÉRIEUR.

École d'intrigue et d'ingratitude.

J'ai promis de soulever certains replis encore peu connus du cœur humain, et de signaler, si je puis, des travers inédits, afin d'en noircir quelques feuillets d'un livre trop rarement consulté, celui de l'expérience.

Je vous ai dit, ce me semble, que j'avais ouvert, rue de l'Odéon, un cours d'accouchemens, et que beaucoup d'étudians en médecine y assistaient. Ces messieurs, et j'en étais

surprise, voulaient bien avouer dans cette ci
constance, qu'en matière de science, leur se
peut apprendre quelque chose du mien. Pa
exemple, M. Chevalier de Rufigny, main
tenant médecin à Poitiers, et trois de s
amis, docteurs-médecins, convenaient av
franchise qu'ils étaient mes élèves dans l'a
des accouchemens. Peut-être aussi quelqu
uns venaient-ils à mon cours parce qu'il s
trouvait des dames, et qu'ils espéraient y re
contrer des faiblesses. Or, parmi ces jeun
habitués de mes leçons, il y en avait un q
visait à d'autres résultats : ses camarad
cherchaient à s'instruire et à se distrair
lui, spéculateur de vingt ans, lui, que le c
nologiste Gall eût à coup sûr trouvé pourvu
la protubérance du savoir-faire, songeait d
à recueillir, dans un âge où d'autres pro
guent et dissipent. Ce jeune homme, nom
Duroche, dont j'entreprends de peindre
sentimens et les actions, chercha par tous
moyens que la subtilité put lui suggérer,
s'introduire dans ma maison. Sa souplesse

montrait telle, durant cette suite de tentatives, qu'il se fût, je crois, glissé sous ma porte, s'il l'eût trouvée close. Tantôt il venait m'apporter des livres de médecine, des nouveautés littéraires; tantôt c'était un autre motif spécieux qui l'amenait rue de l'Odéon; et toujours il oubliait quelque chose, afin d'avoir l'occasion d'y revenir deux fois dans le même jour. En un mot, sa présence chez moi se reproduisait sous tant de prétextes divers que je l'avais nommé le *persévérant*.

Un matin, d'assez bonne heure, avant que je fusse levée, ma bonne entra dans ma chambre à coucher. « Madame, me dit-elle (car les sages-femmes, quoique demoiselles, prennent ce titre avec leur diplôme), voulez-vous recevoir cet étudiant qui est si gentil, et que vous nommez le *persévérant?* Vous savez, celui qui ne manque jamais d'oublier son parapluie ici pour revenir le chercher ensuite ?

— Eh bien! que me veut-il si matin, le *persévérant?* c'est aussi trop justifier son nom. Dites que je ne suis pas visible.

— C'est qu'il assure, madame, qu'il a le plus grand besoin de vous parler, et que cela ne peut pas se remettre.

— Faites-le donc entrer. » Monsieur Duroche, après m'avoir saluée, resta quelques momens sans parler.

« Monsieur, j'écoute, lui dis-je.

— Madame, réunissant ce matin quelques personnes à déjeuner, j'ai osé me flatter que vous daigneriez accepter de vous joindre à elles. »

Je gardai quelque temps le silence; cette invitation d'un jeune homme que je connaissais à peine me paraissait fort inconvenante.

« Monsieur, répondis-je en regardant sérieusement M. Duroche, avez-vous bien pensé à ce que vous venez de me proposer? il est des bienséances que l'on s'étonne, que l'on s'afflige de voir blesser par un homme que l'on doit supposer avoir reçu quelque éducation. Assurément, vous n'avez pu espérer que j'accepterais l'étrange invitation que vous venez de me faire ; je n'assiste pas même aux repas de baptême auxquels je suis invitée tous les jours, et vous voulez que j'aille déjeuner chez vous, chez un garçon, avec des jeunes gens sans doute?

— Il y aura aussi quelques dames.

— Je me fais, monsieur, une haute idée de celles qui vont déjeuner chez un étudiant. Avouez franchement que vous êtes fâché de m'avoir fait une telle proposition... Tout ce que je puis faire, c'est d'oublier votre démarche inconvenante... »

M. Duroche s'inclina, et sortit sans répondre. Dans la journée, je reçus de lui une longue lettre d'excuses; il m'avouait qu'il était doublement coupable, puisque son déjeuner était supposé dans le but de m'éprouver. « Je suis heureux, ajoutait-il, que vous ayez refusé, je vous en estime davantage, et l'épreuve a eu le résultat que j'attendais. »

Si j'avais aujourd'hui à juger cette seconde action, je n'hésiterais pas à la regarder comme infiniment plus impertinente que la première, et je refuserais ma porte à celui qui oserait s'en rendre coupable. Je fus alors moins sévère; je pardonnai à M. Duroche ce que je qualifiais, dans mon indulgence, de simple étourderie; il est si difficile à dix-sept ans de considérer les choses sous un aspect lugubre!

L'adresse, la présomption du persévérant paraissaient dès ce moment évidentes; mais je ne les aperçus pas, enveloppées qu'elles étaient de ces formes élégantes, de cette superficie de séductions sous lesquelles la jeunesse ne sait rien voir.

M. Duroche continua son manége de petites attentions, de complaisances étudiées, mais seulement au cours. Il jouait la timidité, n'osait me parler, soupirait souvent assez près de moi pour que je pusse l'entendre; car son grand art est de savoir tout mettre à profit.

Forcé, par sa propre imprudence, de ralentir la marche de ses projets, dans le chemin direct qu'il suivait d'abord, le *persévérant* avisa aux moyens d'arriver à son but par un détour : il employa toutes les subtilités de son esprit spéculateur pour s'introduire dans la maison de ma mère. Il savait que ses avis, ses conseils exerçaient sur ma volonté un empire absolu : empire bien justifié par le désir que cette excellente mère avait de me voir prospérer. Duroche se mit en pension chez elle pendant six mois... sans payer. Son jeu de mignardises obtint un grand succès auprès de cette dame, confiante autant que serviable. Certain d'avoir acquis un appui de ce côté, mon subtil étudiant revint à la route directe qu'il s'était imprudemment fermée.

Un jour il se hasarda à me parler ainsi :

« Madame, puisque vous louez dans votre maison des appartemens meublés, veuillez m'en louer un. Si je n'avais pas eu le malheur de me livrer, à votre égard, au plus ridicule enfantillage, je serais plus hardi à vous dire que je pourrais vous épargner quelque peine, quelque fatigue ; car, en vérité, on ne vit jamais une personne si jeune travailler autant. Les accouchemens de nuit, dans l'âge où vous êtes, peuvent altérer votre constitution, encore peu formée... Je serai votre aide tout dévoué..... De grâce, ne me refusez pas. »

Autant j'avais apporté naguère d'indulgence à juger l'impertinente ruse du déjeuner, autant je tins compte à Duroche du semblant de complaisances qu'il abordait alors. Je cédais à cette niaise et frivole prévention qui rend les jeunes femmes si crédules aux perfections de l'ame, lorsqu'elles sont fascinées par des dehors séduisans. Le savoir-faire obséquieux de l'étudiant eût paru clairement esquissé à des yeux moins prévenus que les miens ; mais, il faut bien l'avouer, moi je ne vis qu'une physionomie agréable, des cheveux disposés avec coquetterie (car il n'était pas alors coiffé à la *mal-content* comme il est depuis son mariage) ; je n'entendis qu'une voix doucereuse modulant une offre obligeante : la réflexion fut étouffée, je consentis à la demande de Duroche. Il vint demeurer chez moi. Sa complaisance fut extrême : il se multiplia en quelque sorte pour m'épargner de la peine. Je lui abandonnai mes accouchemens de nuit. Ce partage du travail de ma maison en augmenta promptement la clientèle, surtout au dehors.

Par une froide nuit de janvier, nous avions trois accouchemens en ville: Duroche en fit deux. Mais qu'on se garde bien de croire qu'il ne cherchait pour salaire que la satisfaction de m'être agréable ; le plan formé par lui s'accomplissait: ma résolution ouvrait une issue à son talent, qui, sans cette circonstance, habilement exploitée, pouvait demeurer long-temps inactif et obscur, ainsi que bien des capacités au moins égales à celles du docteur futur. Ses honoraires ne restaient jamais au-dessous de dix-huit francs par jour, et dépassaient souvent vingt-quatre. Pour un jeune homme dans sa position, c'était déjà presque un sort. L'ambition surgit de ce début: l'élève voulant devenir maître, songea à se faire recevoir, et parvint au doctorat.

Que l'on suive bien attentivement mon récit: durant huit années on ne verra pas M. Duroche marcher sans l'appui de mes ressources et de mon intelligence, dans une association dont il devra usurper tous les résultats (et le mot *usurper* est trop poli). Le savoir de ce médecin ne volera pas un instant de ses propres ailes. L'émission d'un talent à venir, d'un talent auquel la fortune n'a pas laissé le temps de se produire, enfin l'insignifiante enseigne d'un diplôme de la Faculté : voilà quelle a été la mise de fonds de mon associé.

Depuis que Duroche était reçu, ses parens avaient cessé de lui envoyer de l'argent; l'ambition de ces honnêtes gens, modestes habitans d'un village aux environs de Nismes, se bornait à voir leur fils exercer la médecine dans ce pays, au milieu d'une clientèle d'ouvriers en soierie. Mais il fallait au docteur un plus vaste théâtre; et ses débuts sur celui où, grâce à mon aide, il se trouvait lancé, l'encourageaient à s'y maintenir. Il annonça donc à ses parens, qui voulaient le confiner dans leur rustique contrée, l'intention bien arrêtée d'habiter la capitale; et comme il leur déclarait, en même temps, qu'il trouvait dans son état les moyens de se suffire à lui-même, ils ne lui parlèrent plus de la clientèle champêtre des bords du Gard. Vous savez déjà comment M. Duroche était parvenu à se suffire *à lui-même ;* mais il est probable que ses parens firent à sa haute intelligence tous les honneurs de cette rapide réussite : nul doute que dans leur esprit, et peut-être d'après ses communications, ce jeune homme ne fût déjà l'une des célébrités médicales de Paris... *Pauvres gens !*

Cependant ma maison de la rue de l'Odéon avait pris un développement considérable ; la mode, cette divinité si capricieuse, si volage, mais si prodigue de bienfaits envers ceux qu'elle favorise en courant, la mode protégeait mon établissement, et grossissait toujours ma clintèle du dehors. Un Allemand haussera les épaules en lisant ce passage : l'assistance de la mode pour un art aussi grave que celui des accouchemens, paraîtra certainement à ce penseur hyperboréen une expansion aussi trop étrange de la légèreté française. Que dira-t-il donc s'il apprend qu'en France le *suicide est à la mode*, et que l'asphyxie par le charbon a pris rang parmi nos belles manières, avec les courses au clocher. La mode donc, puisque mode il y a, m'offrait d'assez belles chances, et qui pouvaient être assez promptement fructueuses pour satisfaire mon ambition. Mais quelle imagination de dix-huit ans sait prescrire des limites à sa carrière, et ne pas donner des proportions colossales à ses châteaux en Espagne! Depuis long-temps déjà je me disais, chaque fois que mes yeux s'arrêtaient sur les affiches des médecins qui prétendent guérir les maladies de la peau, est-il possible que nous en soyons encore réduits à ces traitemens douteux?

« Comment se fait-il que, dans un siècle de progrès, et lorsque la médecine s'est enrichie de tant de découvertes, on n'ait rien composé qui inspire une confiance universelle, par des résultats authentiques? »

Vous concevez qu'en disant cela, j'étais, comme tout enfant de la nouvelle France, bien persuadée que nous valons infiniment mieux que nos devanciers, et que sous la chevelure heureusement bouclée de nos jeunes têtes médicales, il germe des idées bien préférables à celles qui naissaient sous les perruques à trois marteaux de l'ancienne Faculté. Je pensais, comme tout bon contemporain doit le faire, que l'art de guérir sait s'exercer avec beaucoup plus d'avantage sous le frac de Staub, avec une taille étranglée par un corset, sous l'influence d'un refrain d'opéra-comique ou d'un tilbury, qu'on ne l'exercait jadis avec l'habit coupé carrément, les longues manchettes, la canne à bec de corbin, et le solitaire de rigueur : j'étais tout à fait de mon temps. Un jour que je me sentais en veine de découvertes, et que j'ébauchais, dans ma pensée, le projet de composition d'un *électuaire infaillible*, je rejoignis Duroche remplie de ce projet. « C'est une idée, » me dit-il. Et peu de jours après, nous nous mîmes à méditer, à chercher, à commenter, à blâmer. Nous accablâmes de remarques hostiles, tout système de traitement des maladies de la peau par le redoutable mercure. Nous saluâmes en passant les médicamens oxigénés, auxquels une secte sacrifie; mais leur vertu nous parut trop vaguement prouvée, trop obscure : il nous fallait un remède héroïque, un médicament contenu dans un pot de porcelaine élégamment doré sur lequel nous pussions écrire le mot magique de *végétaux*, si puissant sur la croyance populaire, qu'effraie avec raison toute préparation minérale. Durant cette laborieuse investigation, les connaissances chimiques et botaniques de Duroche éclairèrent souvent nos recherches : je me hâte d'en consigner ici l'aveu; cette participation est l'apport le plus réel du docteur gascon dans notre communauté : j'aurais bien mauvais egrâce à le taire... Enfin, nous nous fixâmes à une combinaison végétale. Ce n'est point ici le lieu d'examiner sa vertu : elle eut une vogue prodigieuse, et en peu de mois sa réputation devint colossale.

Mon domicile du faubourg Saint-Germain ne pouvait convenir à l'exploitation, à peu près commerciale, de l'électuaire. D'ailleurs, c'était le cas de mettre en émission le docteur de M. Duroche. Nous sentîmes qu'il lui fallait un état de maison, un intérieur spécial, qui ne semblait pas se concilier avec une pension de dames enceintes : je meublai donc à ce jeune médecin un appartement quai de l'Ecole, afin qu'il eût en son particulier une apparence toute doctorale. Néanmoins, le dépôt de l'électuaire demeura établi à mon nouveau domicile, dont je parlerai bientôt.

Etourdi par le succès presque inimaginable qui couronnait nos efforts, Duroche se persuada sans doute qu'il était chez lui, parce que l'appartement du quai de l'Ecole avait été loué en son nom. Or, il trouva ce local trop modeste (il avait raison peut-être), et peu conforme à la brillante carrière qui s'ouvrait devant lui; il le céda, tout meublé, à un de ses amis, M. Leclerc, commissionnaire en parfumerie, sans m'en donner avis; oubliant même de me tenir compte du prix de l'ameublement, que je lui avais seulement confié. Cet acte de propriété, exercé par droit de conquête, était passablement caractéristique; il suffisait pour me donner la mesure des procédés que je devais attendre du *loyal* docteur; mais je me trouvais sous le charme de ce talisman qui rend aveugles les plus clairvoyans. Loin de voir ce que cette conduite avait de blâmable, je l'acceptai comme un acte de confiance et de douce intimité. Je m'empressai de meubler un autre appartement rue Montmartre. Dans le même temps, je transportai mon établissement rue J.-J. Rousseau, afin d'être à proximité du docteur. Bientôt les accouchemens se multiplièrent à tel point dans nos maisons, et surtout la clientèle de l'électuaire augmenta dans une si forte proportion, que ni Duroche ni moi ne pûmes donner des soins aux malades du dehors. Nous n'avions pas seulement à satisfaire au nombre, toujours croissant, des demandes de consultations de Paris : chaque jour des centaines de commandes nous parvenaient de la province, et nous ne pouvions suffire que lentement à toutes. Il devenait évident pour nous que le seul moyen d'alimenter ce fleuve rapide d'écoulement, était d'établir des dépôts dans les départemens et dans les principales villes de l'Europe. Mais cette disposition exigeait une mise de fonds considérable; je vidai mon secrétaire, je vendis une hypothèque de cinq mille francs que j'avais sur une maison, rue du *Petit-Carreau*, et réunissant ces fonds à ceux que nous avions déjà gagnés, nous formâmes une somme de dix-huit à vingt mille francs. Avec ce capital, nous établîmes des dépôts dans toutes les villes de France et à l'étranger. Ces bases établies, nous travaillâmes, M. Duroche et moi, pendant six années, avec un accord d'intentions et d'activité qui nous profita largement. Bientôt nous eûmes assez de bénéfices pour faire d'importantes acquisitions foncières : nous y songions, lorsqu'un incident vint changer notre situation intérieure, et obligea le docteur à se montrer dissimulé envers moi, comme une faible femme. Dès lors, je m'aperçus que mon amitié (car en vérité ce n'était que cela) était mal reconnue par celui qui aurait dû payer ce trésor de l'ame, par un sentiment partant de l'ame aussi. Jusqu'alors, nous n'avions pas établi de dépôt à Paris : nous débitions l'électuaire nous-mêmes dans nos maisons rue Montmartre et rue J.-J. Rousseau : nous mettant, avec candeur, en contravention avec les lois, qui défendent aux médecins des grandes villes de débiter des médicamens, et bornent leur mission à autoriser les pharmaciens, par des ordonnances, à les vendre. Depuis long-temps, un pharmacien, établi rue Saint-Honoré, nous sollicitait de lui confier le débit de notre médicament anti-psorique; déterminés par l'appréciation de la position illégale où nous nous étions placés innocemment, nous acceptâmes enfin son offre, après avoir recueilli sur sa probité les renseignemens les plus honorables. Par malheur, il avait des alentours moins recommandables : le père de sa femme, particulièrement, était loin de lui ressembler; j'appris plus tard cette circonstance, et je l'appris, hélas ! cruellement.

La vente de l'électuaire fut pour le pharmacien de la rue Saint-Honoré une magnifique affaire : ce seul article lui rapportait régulièlièrement plus de cent francs par jour. Dans cette situation, ceux que j'ai nommés les alentours du pharmacien, c'est-à-dire sa femme, une autre fille de son beau-père, et ce dernier, se disposèrent à exploiter la prospérité inattendue de notre dépositaire. L'honnête pharmacien, sans doute pour avoir la paix du ménage, se laissa aller à la dissipation : ce ne furent chez lui que fêtes, repas exquis, parties de campagne; cette famille, sortie des rues étroites du quartier Saint-Victor, et de la classe plus que modeste qui l'habite, ne s'était jamais vue dans une telle abondance. La grâce de Dieu l'avait procurée, on remettait à la grâce de Dieu les destinées à venir, et l'on jouissait avec profusion du présent. On nous conviait toujours à ces plaisirs de la campagne et de la ville; mais je m'y plaisais peu : le docteur y alla bientôt seul. Le sieur Ser..., gascon de naissance, beau-père du pharmacien, était un homme subtil et retors; il fut prompt à reconnaître que ma folle confiance, ma tendresse du bon vieux temps, m'avaient placée dans la plus dangereuse situation : il vit que notre fortune, résultant, dans la proportion des trois quarts, de mes ressources et de mon activité, paraissait, grâce à mon imprudente sécurité, appartenir tout entière à M. Duroche.

Voici une circonstance qui eût dû m'éclairer sur la fausse position où je m'étais mise.

Le docteur cherchait à nous isoler, ma mère et moi, de nos amis, sans doute pour tarir la source des conseils salutaires que nous aurions pu recevoir, et dont l'effet ne lui eût point été favorable, pour peu qu'on se fût appliqué à examiner sa conduite. Lorsque j'allais voir ma mère, elle me disait : « Mais nous ne voyons plus MM. tel et tel, des connaissances si anciennes, et qui nous paraissaient si dévouées? — Que voulez-vous ! répondais-je avec insouciance, s'ils s'éloignent de nous par caprice, comme il n'y a point à en douter, quand ce caprice sera passé, ils reviendront. » Parmi les personnes qui semblaient nous abandonner, se trouvait M. P...., vérificateur principal au trésor royal : nous en parlions souvent avec maman. Un jour un domestique nous dit qu'il venait de voir ce M. P.... chez M. Duroche. » C'est bien singulier, » dis-je. Et je n'y pensai plus après.

Un matin je vis entrer chez moi M. P...., médecin à Joinville, qui porte le même nom que le précédent, sans être son parent.

« Eh bien, ma belle amie, me dit-il après les premiers complimens, il paraît que vous faites une brillante fortune avec votre électuaire : comment placez-vous vos fonds ?

— Nous avons déjà acheté une maison, rue Favart, et dans ce moment même nous sommes près de terminer l'acquisition d'une seconde, à la Chaussée-d'Antin.

— Allons, tant mieux ! je vous en félicite.

— Du reste, nous aurons bientôt un cabriolet, et j'en serai charmée : nous nous reposerons un peu. Vous ne vous figurerez jamais combien nous avons travaillé depuis sept ans, et cela sans prendre une heure d'agrément. »

La conversation en resta là. M. P... me dit ensuite : « Je pars demain, et M. et madame

Descoud....., nos amis communs, me donnent aujourd'hui un dîner d'adieu; ils m'ont chargé de vous dire qu'ils comptaient sur vous pour y prendre part... Vous leur devez des visites, vous les négligez : c'est bien mal! on vous aime tant dans cette maison! Ainsi, c'est entendu, je viens à cinq heures vous chercher. »

A quatre heures et demie, comme je terminais ma toilette, M. Duroche entra.

— Nous ne dînons pas ensemble aujourd'hui, lui dis-je négligemment : je dîne chez M. Descoud....., tu sais..... les amis de maman, et avec le docteur P....., qui est à Paris?

— Je le sais; me répondit-il brusquement, je l'ai vu, mais tu ne sortiras pas avec lui. » Et il se mit à chiffonner ma coiffure.

— Et pour quelle raison ne sortirai-je point avec le docteur?

— Je ne veux pas te le dire.

— Comme ce n'est pas par jalousie, puisque ce médecin est marié, je ne vois dans cette défense qu'un caprice tyrannique, et je te préviens que je ne le subirai point. »

A ces mots, je m'élançai hors de l'appartement, et j'y enfermai Duroche, comme j'avais l'habitude de le faire à nos clients, lorsque moi ou mes domestiques allions chercher le docteur d'une maison à l'autre. Je n'avais pas fait dix pas dans la rue que je rencontrai M. P....

« Qu'avez-vous? me dit-il dès que l'abordai... comme vous êtes rouge !

— Croiriez-vous que Duroche ne voulait pas que je sortisse avec vous?

— Vraiment! et pourquoi cela? lui qui, ce matin, m'a si bien reçu; car je suis allé le voir dans vos intérêts : j'étais bien aise de savoir comment il entendait les acquisitions d'immeubles dont vous m'avez parlé. Apprenez donc, puisque l'occasion de vous le dire se présente, apprenez que les maisons sont achetées en son nom seul; de sorte que s'il n'est pas honnête homme, vos travaux, vos peines, vos avances d'argent, tout cela sera perdu pour vous.

— Eh! non, répondis-je vivement, nous avons gagné notre avoir ensemble, nous en jouirons de même.

— Il est vrai que, par suite de mon entretien avec lui, je pourrais être un peu rassuré, s'il était sincère; mais l'est-il? « Je connais, lui ai-je dit, madame Jullemier : son caractère est extrêmement désintéressé; si vous ne songez pas à son avenir, elle n'y pensera jamais; et, vous le savez, ses intentions sont de ne point se marier. Mais je suis convaincu que vous vous occuperez d'elle, et que vous songerez à sa fortune, car vous lui devez bien cela. Je vous remercie de cet avis, m'a répondu Duroche... d'un ton qui m'a paru franc; mais madame Jullemier ne manquera jamais de rien : je suis son meilleur ami. » Puis il a dit ce que vous me disiez tout à l'heure : « Nous jouirons ensemble du bien que nous avons amassé en commun» . Après cette conversation, il n'a cessé de m'accabler de politesses tout le temps que je suis resté chez lui..... Et maintenant il vous défend de me voir..... cet homme est décidément faux.»

Le soir, vers les dix heures, M. P... me reconduisit chez moi. Comme nous arrivions à la porte, Duroche en sortit et voulut s'élancer sur moi. Le docteur P... leva sa canne : « Si ce n'était pas le respect que je dois à madame, s'écria-t-il en comprimant sa colère, je vous briserais la figure ; mais voici mon adresse, je vous attendrai demain matin à huit heures. »

Je ne pus fermer l'œil de la nuit ; à six heures du matin j'étais debout, et je courus trouver M. P..., qui logeait rue Chapon, chez un de ses parens. J'étais haletante, éperdue : « Venez, docteur, dis-je d'un ton moitié suppliant, moitié impérieux, je veux déjeuner avec vous rue du Bouloy, et vous voir monter en diligence. Certes ! vous qui avez une épouse, un enfant, il ne faut pas qu'on puisse dire que vous êtes venu à Paris vous battre pour une femme : évitez ce scandale, autant pour vous que pour moi. »

M. P... consentit avec peine à partir. « Je vous fais, me dit-il en mettant le pied dans la voiture, le sacrifice d'un légitime ressentiment ; mais encore un mot : rappelez-vous que cet homme ne se contentera pas de vous manger dans les mains ; il pourra bien vous les déchirer. »

Que n'ai-je écouté cet avis prophétique! Mais non; j'étais entraînée par la fatalité; je restai dans la plus dangereuse longanimité.

Nous venions d'acheter une maison rue Favart, qui rapportait quatre mille francs de revenu, puis une autre à la Chaussée d'Antin, dont le produit s'élevait annuellement à dix-neuf mille francs; et dans ces deux acquisitions, mes intérêts personnels n'étaient pas garantis par un écrit de quatre lignes. Un caprice, un manque de délicatesse de l'homme auquel j'avais livré toutes mes chances d'avenir et de bonheur, pouvait me plonger dans les plus grandes peines, et m'obliger à reconstruire, sur nouveaux frais, un autre édifice de prospérité. Les Ser..... avaient habilement sondé le sol ébranlé sur lequel je marchais; ils ne songeaient plus qu'à précipiter ma chute, pour recueillir mes dépouilles, en s'aidant des passions vicieuses de Duroche.

J'ignorai d'abord la trahison du docteur. Soit amour du faste, soit pour amuser ma naïve amitié avec des hochets, il acheta une voiture, et ma jeune vanité se laissa bercer quelque temps sur les ressorts flexibles d'un landau. Le rêve de ma jeunesse se réalisait ; je pouvais dire mon attelage, mes gens. Pauvre Alexandrine! que tu payas cher ton manque de réflexion, ton aveugle confiance! Sous cette mince enveloppe de frivoles séductions, la vérité ne tarda pas à m'apparaître, hideuse, menaçante. Il me fut impossible de me dissimuler long-temps que Duroche était retenu hors de nos maisons par des distractions puissantes ; il négligeait les deux établissemens, ne paraissait plus que rarement chez moi, et ne prenait aucun soin pour me cacher ses liaisons avec des femmes perdues.

Alors, mais seulemeut alors, une pensée terrible me retomba sur le cœur comme un faix de plomb. « Ah! m'écriai-je dans la solitude d'une nuit sans sommeil, M. P... avait raison, cet homme peut d'un instant à l'autre s'emparer pour lui seul de tout ce que nous possédons ensemble. »

« Affreuse idée! aurais-je donc travaillé sept

années jour et nuit, sans distractions, sans plaisirs, pour enrichir un ingrat, pour alimenter ses sales débauches, pour semer des profusions dans les bacchanales de ses maîtresses? »

Autant la confiance des ames sensibles est aveugle durant son erreur, autant elle devient irascible lorsqu'elle est désabusée. Je résolus de ne plus voir Duroche; j'ordonnai de lui refuser ma porte lorsqu'il viendrait rue J.-J. Rousseau; enfin je montrai, j'affectai même le plus grand mépris pour ce médecin. Ainsi, je pris imprudemment l'initiative d'une rupture, sans m'être ménagé aucune mesure conservatrice de mes intérêts. On conçoit que le docteur me prit aisément au mot; il accepta purement et simplement notre séparation, comme la conséquence d'une intimité usée, et ne sembla pas croire que nous pussions avoir le moindre compte à régler ensemble.

Je m'entretenais souvent avec ma mère des procédés peu délicats de Duroche; je la trouvais indulgente pour lui : il me semblait qu'elle n'accueillait pas avec assez d'indignation le récit de mes griefs. Je reconnus depuis qu'elle agissait en cela avec plus de prudence que moi-même : elle jugeait froidement ma position équivoque, et pensait avec raison que, s'il était possible de ramener cet homme à des sentimens moins indignes, à une conduite plus conforme à ce qu'il me devait, ce moyen serait encore préférable au parti d'un éclat, que je méditais. Je sentis la justesse de ce raisonnement, et je consentis à retarder l'exécution de certain projet, que j'avais conçu dès les premiers momens de l'éloignement du docteur.

Après quelque temps écoulé dans cet essai de temporisation, ma mère, enfin irritée autant que moi contre un homme ingrat jusqu'au point de s'affranchir, non pas seulement d'une reconnaissance impérieuse, mais des lois de la probité: ma mère, dis-je, fut la première à me conseiller de suivre le dessein que j'avais en vue. Ce dessein était celui de reprendre l'exploitation de l'électuaire et de divers accessoires que nous y avions joints.

Dans les premières années de notre établissement, les correspondans ne connaissaient que mon nom et mon adresse; je leur fis donc parvenir une circulaire pour les informer qu'à l'avenir ils ne devaient correspondre qu'avec moi pour les demandes qu'ils auraient à faire.

Je jugeai, d'après les réponses qui m'arrivaient de toutes parts, que la plus grande négligence était apportée par M. Duroche dans les envois. Un correspondant me mandait que l'électuaire allait lui manquer; un autre m'écrivait que, depuis plusieurs jours, il était forcé de refuser la vente; un troisième se plaignait d'avoir écrit deux fois sans avoir reçu ni médicament ni lettre : enfin toutes les personnes chargées du débit de notre remède, en province et à l'étranger, m'exprimaient la satisfaction qu'elles avaient éprouvée en apprenant que je reprenais l'exploitation que je paraissais avoir cédée à M. le docteur Duroche. Toutes me demandaient si ce serait à moi qu'elles devraient payer le montant des précédentes fournitures. Il eût été dans la plus triste règle de l'équité que je répondisse affirmativement : ces rentrées auraient couvert d'autant les dépenses que j'avais faites, soit pour meubler des appartemens à mon collaborateur, soit pour le premier établissement de nos maisons, soit pour leur entretien journalier. Toutes ces charges, Duroche y avait concouru par son titre sonore de docteur et par un activité qui, en la supposant même aussi laborieuse qu'elle avait été commode et facultative, ne pouvait compenser tous les sacrifices que j'avais faits.

Tel était pourtant l'unique capital mis dans notre communauté par celui qui s'en appliquait sans façon, non seulement tous les bénéfices, mais encore le fonds... En vérité, jamais personne n'attacha plus d'importance à son mérite personnel, et moins de prix à la probité. Le nom du docteur était moulé sur les pots et sur les instructions qui les accompagnaient : cela suffisait à la délicatesse de l'honorable médecin. Enveloppée de ce voile d'apparence, sa conscience demeura calme et rassurée; il s'étendit avec sécurité dans la voiture qu'il tenait de mes ressources, du concours de mes veilles... J'avais eu le bonheur de voir M. le docteur quelques années, d'admirer l'élégante coupe des habits que notre prospérité lui avait permis de renouveler souvent..... ne devais-je pas me trouver bien payée? Quoique je ne fusse pas précisément de cet avis, je répondis aux correspondans qui demandaient à solder leur compte, que ce qu'ils devaient pour le passé revenait à M. Duroche, mais que désormais ils n'auraient à s'entendre et à compter qu'avec moi. Le docteur s'était fort peu soucié de l'effet que produirait sur mon cœur l'ingratitude révoltante qu'il me montrait; mais je venais d'atteindre en lui la fibre sensible : son intérêt était compromis. Il faillit tomber malade en apprenant que j'avais repris assez de force et de résolution pour ressaisir mes droits, et me disposer à les exercer. D'un autre côté, le pharmacien de la rue Saint-Honoré, sentant que j'allais lui enlever le dépôt dont il vivait si grassement depuis quelques années, tomba dans de vives alarmes, qui se changèrent bientôt en véritable désespoir quand il apprit qu'un de ses confrères, demeurant rue Vivienne, était devenu mon dépositaire. Ce pharmacien, son beau-père, sa belle-sœur, sa femme surtout, assaillirent sans relâche Duroche, pour qu'il transigeât avec moi. Lui-même en sentait l'impérieuse nécessité; mais cette négociation lui paraissait bien difficile, et devait l'être en effet. Toutefois, plein de confiance dans les séductions de sa personne, monnaie courante d'assez mince valeur dont il avait vu que je pouvais me contenter, il se décida à venir chez moi, cuirassé d'une ample collection de finesses, de subtilités, de perfidies, qu'il se proposait d'opposer à mes trop valables raisons. J'ai dit que ma porte lui était interdite... mais un jour, à six heures du matin, profitant de l'absence des domestiques, il se glissa dans ma chambre. Là, sans préambule, et la force du naturel l'emportant sur les spéculations de l'esprit, le docteur s'écria :

« Quoi! ma chère Alexandrine, vous reprenez l'exploitation de l'électuaire? vous voulez donc tout à fait compromettre ma réputation? et moi qui croyais que vous m'aimiez !... D'ailleurs je ne saurais souffrir que vous travailliez comme par le passé : cela vous fatiguerait trop, et altérerait votre santé. Une femme seule ne peut suffire à de telles occupations.

— Quand vous êtes entré, monsieur, lui répondis-je avec un sourire mêlé d'ironie et de mépris, vous aviez posé le masque ; votre cœur se montrait tel qu'il est, rempli d'égoïsme et d'indifférence pour tout ce qui ne se rapporte pas à vos intérêts personnels. Ce masque, aux traits doucereux et câlins, vous cherchez à le remettre ; mais il s'ajuste mal.

— Pourquoi, madame, me supposer des intentions perfides ?

— Pourquoi, monsieur? parce que j'ai pour garant de la justice de mes présomptions votre conduite passée... Viendriez-vous, par hasard, m'en faire admirer la délicatesse et la régularité ?

— Je ne dis pas, ma bonne Alexandrine, que je sois exempt de blâme... Mais la démarche que je fais ce matin...

— Votre démarche! elle est commandée, comme toutes celles que je vous ai vu faire, par un calcul se rapportant à vos intérêts...

— Eh bien! voyons, soutenez les vôtres : transigeons à l'amiable; faites vous-même les conditions : je promets de m'y conformer...

— Des conditions, monsieur, il en existait entre nous deux de sacrées : je vous ai aidé à sortir d'une existence inconnue; sans moi, vous auriez pu languir dix ans, ainsi qu'un bon nombre de médecins que je pourrais citer, et dont le savoir vaut bien le vôtre. Cependant, quel compte m'avez-vous tenu de ces élémeus de fortune mis dans vos mains? Au moment où je vous parle, quelle est ma part dans les chances de prospérité que vous exploitez, grâce à moi, et que vous faites gaspiller par des gens de mauvaise vie, que vous enrichissez?

— Bon Dieu! que voulez-vous dire, ma chère

Alexandrine? la colère vous rend d'une injustice criante! La fortune dont vous parlez n'est-elle pas à vous comme à moi?

— Oui, et dans cette heureuse communauté, vous trouvez apparemment tout simple que j'admette le concours des filles telle et telle.

— Encore une fois, j'ai des torts; mais daignez m'en croire, me voilà bien revenu de ces sociétés de femmes, qui, j'en conviens, ne me recherchent que dans des vues intéressées. Toutes ces coquettes spéculatrices ne peuvent vous être comparées en rien, et maintenant que je les connais, je sais mieux que jamais vous apprécier. Allons, de grâce, bonne Alexandrine, faisons la paix.

— La paix, répondis-je avec une assurance, hélas! déjà bien ébranlée, vous avez vu que je ne vous ai point fait la guerre; seulement je ne veux plus de traité d'alliance : vous êtes un allié trop peu sûr, et franchement vous m'obligerez de ne plus revenir chez moi.

— Ma belle amie, je ne reçois pas votre congé, reprit vivement le docteur en s'approchant de moi avec des manières caressantes : c'est assez de colère ; descendez au fond de votre cœur, Alexandrine, ma chère Alexandrine ! et je suis sûr que vous m'y retrouverez avec toute l'amitié dont j'étais et je suis encore fier. Ceux qu'on a aimés sont si peu coupables... Et puis, vous le savez, je ne le fus que par entraînement, que dis-je? par inexpérience ; ne voulez-vous rien pardonner aux circonstances? Je le répète, je ne veux pas que vous vous livriez à des travaux fatigans qui pourraient altérer votre santé. Je serai, comme par le passé, votre collaborateur, votre aide ; vous commanderez, j'obéirai. Allons, allons, bien décidément, ajouta Duroche en s'asseyant, je ne sors pas d'ici sans que nous soyons réconciliés, sans que vous m'ayez promis que nous serons toujours en communauté d'intérêts comme d'affections. »

Que vous dirai-je ? je cédai : le docteur avait mieux jugé de ma faiblesse que moi de ma force. Il emporta la promesse que je suspendrais mes envois. Le jour même, il revint à trois heures me chercher avec le coupé, qu'il affecta, à diverses reprises, d'appeler *notre* voiture : talisman de mon adolescence, qui, en ce moment encore, agissait sur moi, grand enfant que j'étais.

Dans l'intervalle de nos deux entrevues, j'avais consulté ma mère. Elle aussi voulait que je transigeasse, et que surtout ma communauté avec le docteur fût renouée.

Excellente mère! son motif était sage; mais ses espérances étaient fondées sur la délicatesse d'un homme qu'elle devait mieux juger, elle qui ne le voyait pas à travers le prisme inexplicable qui me fascinait.

Le reste de cette journée et la matinée suivante se passèrent dans une succession de ces niaiseries, de ces riens qui naissent d'une réconciliation semblable à celle où je me laissais entraîner : bagatelles sans conséquence dans la vie d'un homme, importantes dans celle d'une femme, qui remplissent à peine pour lui l'instant durant lequel il s'en occupe, et qui, pour elle, décident de sa destinée tout entière.

Dans la soirée du second jour de notre réconciliation, nous conclûmes une transaction dont voici les bases : M. Duroche devait me compter une somme de quinze mille francs; il me fit une reconnaissance, payable à ma volonté ; de plus il s'engagea à me rembourser tous les frais ayant résulté de mes nouveaux envois. De mon côté, j'écrivis au bas de la reconnaissance ma renonciation formelle à l'exploitation particulière de l'électuaire, etc. Enfin, je m'obligeai à signer une circulaire par laquelle j'annonçais à mes correspondans que je cédais de nouveau tous mes droits à M. Duroche.

On me demandera sur quelle évaluation je laissais fonder cette indemnité de 15,000 f. qui, certes, devait me dédommager si peu, après tant de peines et de sacrifices. On me demandera, avec non moins de raison, comment dès lors je ne fis pas stipuler par un bon acte cette communauté future d'intérêts et de bénéfices, que le subtil Duroche avait jetée à travers la conversation, mais qu'il ne parla point de fixer par un écrit. On me demandera encore si, du moins, les stipulations faites en ce moment furent consignées sur un double papier marqué, et si j'emportai avec moi ma copie. A tout cela je répondrai que le prisme était sur mes yeux; que j'écrivis tout ce que Duroche voulut; que je crus tout ce qu'il voulait me faire croire; que j'acceptai, comme paroles sacramentelles, toutes les promesses qu'il me fit, et que, quant à la double copie, je me contentai de la frivole raison qu'il n'avait là qu'un seul papier marqué..... Mes lecteurs m'accuseront de légèreté, et feront bien; mes lectrices concevront mon expansive confiance, et se diront à elles-mêmes : « Voilà comme on est. »

Cet arrangement venait d'avoir lieu chez le docteur; il serra le papier unique dans son secrétaire, me promettant de m'en remettre un double au *premier moment*. De tout ceci, il résultait qu'en attendant, j'étais bien et dûment engagée, tandis qu'en s'aidant d'un peu de mauvaise foi, mon associé devenait libre comme l'air... Mais ne jugeons point sur des présomptions; les faits sont patens : les voici.

Depuis long-temps j'avais l'intention d'acheter une maison avec jardin; j'en avais souvent parlé à M. Duroche, et nous étions convenus même qu'il ne me remettrait les 15,000 fr. stipulés entre nous qu'au moment où je ferais cette acquisition.

Or, quelques mois après l'événement que je viens de rapporter, une occasion favorable s'étant présentée, je demandai au docteur les fonds qui m'appartenaient. Nous arrivions alors d'un voyage que nous avions fait ensemble à Nantes, à Angers, au Mans. M. Duroche me répondit que, pour le moment, il ne pouvait me satisfaire, ce que je conçus sans peine après la dépense qu'il venait de faire : on reçoit si facilement les excuses de ceux qu'on ne veut pas trouver coupables!...

« Mais, se hâta d'ajouter le docteur, en attendant que j'effectue le remboursement que vous me demandez, je paierai l'intérêt de la somme : c'est de toute justice...

— Sans doute, répondis-je; pourtant ce n'est

pas la même chose pour moi, dans la nécessité où je suis de payer la maison que je veux acheter... Mais il est un moyen de me mettre à même de terminer cette affaire, sans vous causer la moindre gêne : donnez-moi une reconnaissance de la somme portant une échéance fixe; je ne doute pas que le vendeur, informé de votre solvabilité, n'accepte cet écrit comme argent comptant.

— Non, non, reprit sèchement l'homme dont le naturel va se dévoiler entièrement; je ne veux pas que personne puisse croire que je vous dois... cela n'entre nullement dans mes vues... j'ai mes raisons.

— Voilà, monsieur, un étrange scrupule, répliquai-je avec une vivacité née d'un commencement d'indignation... Où donc serait le déshonneur d'être mon débiteur?... Ce genre de scrupule, qui ne vous est pas venu à la pensée quand vous aviez le plus grand besoin de me devoir, me semble, je le dis nettement, d'une grande impertinence.

« Puisqu'il en est ainsi, monsieur, j'exige

que ma reconnaissance me soit remise à l'instant. J'en suis fâchée, puisque cela blesse votre fierté; mais la probité avant tout : croyez-moi, monsieur, c'est son défaut seul qui déshonore.

« Ceux qui voient encore le point d'où vous êtes parti il y a quelques années, c'est-à-dire votre mansarde de la rue Saint-Jacques, ceux-là ne trouveront pas étonnant que vous me deviez quinze mille francs; car enfin tout le monde ne peut pas connaître la baguette d'Armide au moyen de laquelle, grâce à mon assistance, votre fortune a été improvisée... La reconnaissance, monsieur...

— Impossible : ce *papier... je l'ai déchiré?...*

— Déchiré! répétai-je avec le cri de l'ame; oh! mais c'est impossible!... c'est une plaisanterie?

— Du tout, je parle sérieusement...

— Déchiré, monsieur? vous avez donc l'intention de nier votre dette?...

— Madame!...

— Oh! monsieur, expliquez-vous; mon

soupçon, quelque injurieux qu'il soit me paraît fondé après une telle action...

— Quoi! madame, vous oseriez penser!...

— Il y a long-tems, monsieur, que vos procédés, votre ingratitude, auraient pu m'autoriser à croire tout ce qu'on présume ordinairement de désavantageux d'un homme qui abjure toutes les convenances que les personnes délicates ont coutume de respecter. Enfin, le bandeau tombe de mes yeux; je puis vous juger maintenant... Jusqu'ici je me suis efforcée de voir l'empire des passions, l'entraînement de la jeunesse, en un mot, les travers de l'esprit dans les traits de l'ingratitude hideuse que vous avez opposée à la confiance généreuse, au dévouement sincère que je vous prodiguais dans ma stupide amitié. Mais aujourd'hui, monsieur, c'est avec réflexion que vous agissez, c'est le résultat d'une combinaison élaborée dans un cœur corrompu, que vous venez m'annoncer... Votre turpitude a calculé toutes les chances de l'avantage, qu'à force de ruse et de fausseté, vous preniez sur moi... Vous aviez qu'ayant attiré à vous tous les témoignages de ma participation à votre fortune, vous étant fait donner, par surprise, par fraude, tous les gages de sécurité que vous pouviez attendre de moi, je demeurerais dépouillée, aux yeux de la loi, de tout secours contre vos infidélités, que je qualifie ici avec trop de modération. Perdez cependant l'espoir d'une entière impunité : si votre main subtile a su m'arracher les écrits qui établiraient légalement le déni de loyauté dont vous êtes coupable, je saurai vous traduire à un tribunal que personne ne peut récuser ; j'arracherai de votre visage, aux regards d'un public toujours juste, le masque que vous avez pris pour attacher votre existence parasite à la mienne, pour attirer à vous le patrimoine que je tenais de mon père, le fruit de mes veilles, le *produit de mon intelligence*. Quand j'aurai consigné sur le papier les détails de votre conduite, vos sourires bienveillans, vos paroles dorées paraîtront ce qu'ils sont en effet, perfides et menteurs... Cette élégance, cet éclat que vous étalez, n'inspireront plus que le mépris; car on saura que la moitié de leur jouissance est ravie à une femme trop confiante, sans laquelle vous languiriez encore obscur et peut-être nécessiteux. Je me déciderai tard, peut-être, à vous poursuivre devant l'opinion du monde; mais enfin je me déciderai, et à force de me rappeler que vous m'avez tout à la fois blessée dans mon amitié, humiliée dans mon amour-propre, lésée dans mes intérêts...

— Mais! ma bonne Alexandrine, écoutez-moi, s'écria Duroche en voulant me fermer le chemin de la porte vers laquelle je me dirigeais (nous étions alors à la Chaussée d'Antin).

— Laissez-moi, monsieur, repris-je en continuant de m'éloigner; je ne puis consentir à vous revoir, que vous ne m'ayez rapporté la reconnaissance que vous prétendez avoir déchirée, et que vous retrouveriez demain, si je voulais continuer l'exploitation de l'électuaire.

Après cette scène, qui nécessairement entraînait une seconde rupture, je n'ai plus revu qu'avec répugnance, avec chagrin, un homme sur le compte duquel j'étais si cruellement désabusée... Son cœur m'avait été montré à nu; le charme de ses manières, de son visage n'était plus pour moi qu'une amorce sans pouvoir...

Cet homme, si bien revenu de la société des femmes, reprit presque immédiatement ses habitudes dissolues, qui absorbèrent et plus les revenus de ses deux maisons.

Pour moi, jusqu'ici, j'ai été assez sotte pour me contenter de l'intérêt de 15,000 francs, que, dans un délire facilement compris par une bonne partie de mes lectrices, j'ai eu le malheur d'accepter avec une idiote confiance, pensant que M. Duroche exploitait toujours l'électuaire dans notre intérêt commun... Souvent même les arrérages de mes 15,000 francs ont été obtenus avec beaucoup de peine, et jamais mon prudent débiteur n'a laissé échapper un seul mot touchant le capital. C'est tout au plus s'il lui arrive d'avouer que j'aie participé à construire l'édifice tant soit peu magique de sa fortune. Enfin, s'il mourait demain, non seulement je perdrai mes 15,000 francs, et tous les biens que cet homme a amassés avec mes deniers; mais encore ses maisons, son mobilier, produit de mes fatigues, passeraient à ses alentours. Lecteur, vous pourrez être bientôt le juge de M. Duroche. Je mettrai sous vos yeux l'histoire de ses nobles procédés; elle se trouvera chez tous les libraires du royaume : j'ai pris des mesures pour cela. Entendez-vous, docteur? c'est le public, ce magistrat impartial, irrécusable et sûr, qui va prononcer dans notre cause; le mémoire que je dresse ici sera partout; il ne faut pas que les pièces manquent au procès.

Ce que je viens de nommer mon plaidoyer se fût terminé là, si je l'eusse publié il y a six mois, et peut-être aurais-je adouci les traits du tableau. Alors encore je me surprenais à dire: « Je l'espère, il reviendra à moi; maintenant l'expérience lui a montré le triste résultat de ces flammes éphémères qu'allument le manége de la coquetterie et les transports mensongers de l'amour calculateur. Le docteur a pu comparer ce que ses maîtresses d'aubaine lui ont accordé de cette tendresse - marchandise qu'elles donnent pour de l'or, avec le sentiment profond dont je lui ai prodigué les témoignages ! Son inconstance est de l'égarement ; l'égarement finit presque toujours où la réflexion commence, et la réflexion naît infailliblement des sensations émoussées... C'est une petite compensation au sein de la satiété : M. Azaïs a oublié celle-là. » En raisonnant ainsi, je pinçais déjà entre mes deux doigts les feuillets de mes Mémoires, où j'avais consigné les méfaits de M. Duroche, et j'avisais au moyen d'ensevelir, dans l'oubli d'une absolution complète, des fautes qu'il m'eût été si doux d'effacer en même temps de mes pages, de mon cœur et de ma mémoire.

Ce n'était pas sans quelques motifs que je me livrais à l'espoir : M. Duroche, et je devrais l'avoir déjà dit, éloigné de moi par les travers de l'esprit, me revenait souvent par le penchant irrésistible de son cœur ; penchant qu'il avait peut-être essayé de vaincre, mais que reproduisait une reconnaissance d'instinct plus impérieuse, sans doute, que son ingratitude d'intention. Dans ces mouvemens instinctifs, le docteur était tout effusion: il se répandait en protestations, en caresses... Il y a quelques mois, à son retour d'un voyage dans le nord de l'Europe, je retrouvai presque en lui l'ami des temps primitifs de notre connaissance. C'étaient les mêmes soins, le même empressement à me flatter. Le voyageur me fit un de ces petits cadeaux peu importans par leur prix, précieux par l'intention qu'on y croit attachée. Que vous dirai-je? je crus (que ne croit-on pas quand on est sincèrement affectionné), je crus que, las de ses amours aventureux, de ses tendresses vagabondes, de cette vie agitée et sans plaisirs réels qu'il menait la bourse au poing, Duroche voulait rentrer dans la sphère des pures jouissances que procure la véritable affection, non pas d'une maîtresse cupide, mais d'une sincère amie; et c'en était une peu commune que la femme qui, dans sa longanimité presque sans exemple, s'était laissé dépouiller de son avenir et priver, avec non moins de patience, d'une ombre de bonheur, déjà trop chèrement payée par la somme de réputation qu'elle avait coûtée. L'espérance décevante qui me souriait me parut surtout bien fondée lorsque, le 15 août 1834, le docteur, prêt à partir pour Nismes, prit congé de moi au milieu de mon jardin, avec des démonstrations de tendresse qui tenaient du transport. Plusieurs de mes locataires, témoins cachés de cette expansive émission d'embrassemens, et qui me l'ont rappelée depuis, pensaient que Duroche, définitivement rappelé aux principes d'une probité qu'il avait violé tant de fois dans nos affaires de cœur et d'intérêt, allait réparer le trouble que sa conduite avait apporté dans ma vie intérieure, ainsi que le tort fait à ma fortune par les infidélités de sa gestion; ils croyaient que ce médecin songeait à reconquérir l'estime publique qu'il s'était aliénée; on espérait enfin que le fourbe allait devenir un homme franc et loyal, quoique la métamorphose parût généralement difficile... Le dirai-je? Je fus moi-même du nombre des dupes : il est des perversités que les ames sensibles ne peuvent soupçonner.

Dans cette dernière circonstance, ma sécurité était si niaisement confiante, que j'y persistai encore quand le voile d'imposture dont M. Duroche se couvrait fut violemment déchiré. Douze jours s'étaient à peine écoulés depuis les adieux du 15 août, lorsque l'on vint me dire que le docteur allait se marier!... Ce propos me parut tellement hasardé, que je répondis en souriant : « Il est en voyage; comment voulez-vous qu'il se marie?

— En voyage, c'est possible, répliqua la personne qui me donnait cet avis, mais il n'en est pas moins vrai qu'il se marie... Du reste, on est sûr de vous trouver incrédule lorsqu'on vous cite quelque mauvaise action de cet homme, qui pourtant a travaillé une partie de sa vie à vous rendre malheureuse. Quand la colère anime vos justes ressentimens, ils s'exhalent contre lui en vives apostrophes, en projets sévères ; mais cet orage de votre souvenir passé, l'artisan de tous vos malheurs n'est plus présent qu'à la mémoire de votre faible cœur, et l'on a toujours l'air de le calomnier auprès de vous. Eh bien! allez à la mairie, allez-y, madame, et vous verrez que ses bancs sont affichés depuis huit jours.

— En êtes-vous bien sûr! » m'écriai-je avec l'accent de l'ame, comme si Duroche m'eût trompée pour la première fois. Cependant le sentiment de sa perfidie habituelle me revint bientôt; un nuage obscurcit ma vue; je me sentis trembler de la tête aux pieds : cette nouvelle si brusque, si peu attendue, m'annonçait un événement si décisif... J'étais tombée anéantie sur un fauteuil; j'y restai quelque temps plongée dans une profonde stupeur. Puis tout à coup je me levai, je saisis mon schall et mon chapeau, et d'un pas précipité je me rendis à la mairie du deuxième arrondissement... Haletante, je m'arrête devant le fatal tableau où sont exposés les actes de l'état civil, et je lis : « Il y a promesse de mariage entre

Jacques Duroche et demoiselle Am. Dup... » Comment exprimer la sensation que j'éprouvai ! comment peindre l'angoisse qui me déchirait ! Je crus que mon pauvre cœur allait se briser en éclats. Les terribles caractères que j'avais sous les yeux grandissaient ; je les vis danser devant moi, géans moqueurs, et insulter de leur sens abhorré la douleur qui me déchirait le sein. « Mon Dieu ! m'écriai-je, je ne le reverrai pas avant cette funeste cérémonie !... Oh ! je veux lui parler à tout prix. Cet homme est un insensé ! mon amitié, mon amour me font un devoir de lui montrer le précipice ouvert sous ses pas : je l'empêcherai d'y courir, poussé par le sordide intérêt qui fut le mobile de toute sa vie. Eh ! quel intérêt, bon Dieu ? celle qu'il épouse est si *peu riche* !... »

Lorsque je fus plus calme et rentrée chez moi, celui qui m'accompagnait me dit : « Le docteur redoute quelque scène de votre part, et vous reconnaissant sans doute le droit de lui en faire, il ne se mariera pas à Paris, mais à la campagne des parens de sa prétendue. Il ne viendra chez lui, avant la cérémonie, que pour un instant.

— Eh bien! m'écriai-je, dans cet instant, fût-il plus rapide que l'éclair, je le verrai; s'il faut l'attendre au passage, durant la nuit même, je l'attendrai. Non, je ne souffrirai point que ce mariage s'accomplisse; comment peut-il y songer, lui, que je devais croire si éloigné de s'unir avec une Dup...; lui, qui, de son propre aveu, n'a puisé dans ses relations avec elle que des motifs de dégoût et de l'éloignement! Oui, oui, monsieur, ajoutai-je avec vivacité en m'adressant à la personne qui venait de m'accompagner, M. Duroche lui même m'a raconté des traits hideux des dames Dup... : s'il épouse celle qu'on lui a fiancée, je dirai hautement leurs turpitudes, dont il aura été le premier narrateur...Mais comment le rencontrer?

— Rien n'est plus simple, répondit une dame qui se trouvait chez moi; il faut aller louer un appartement dans sa maison, vous y établir, et n'en désemparer qu'après l'avoir vu. Il est indispensable qu'il paraisse chez lui avant son mariage. »

Ma conseillère parlait encore, et déjà je courais me conformer à son avis. Une heure après cet entretien, j'étais la locataire de M. Duroche, et bientôt l'appartement que j'avais loué au-dessus du sien fut meublé. Je m'y établis sur-le-champ; j'y passai quatre jours dans la plus pénible attente, la plus accablante anxiété. Qu'on juge en effet de ma situation : l'imposteur venait de me rendre l'amorce d'espérance qu'il m'avait précédemment arrachée; je croyais avoir retrouvé en lui, sinon ce sentiment qui faisait autrefois notre félicité, du moins cette conscience de la probité qui porte une ame honnête à réparer les torts qu'elle a pu causer dans un entraînement d'inspirations irréfléchies... Et c'était en ce moment même que le plus perfide des hommes mettait le comble à ses atroces procédés, recouverts de menteuses caresses...

Mais que voulais-je donc? quel était mon but?... Le savais-je moi-même bien précisément?... Epouser M. Jacques Duroche!.... en vérité, je n'y ai jamais pensé, et je puis même affirmer que s'il fût venu déposer à mes pieds cette fortune, à laquelle j'ai tant participé, et qu'il m'eût demandé ma main en échange, je lui aurais fait entendre, comme toujours, un double refus. Oh! certainement oui, j'aurais refusé de partager la destinée d'un homme dont le caractère a pour base la cupidité, et qui, sans cesse occupé d'en imposer à la multitude par son élégance et son faste, trouve tous les moyens bons, se rit de toutes les bienséances, et considère l'honneur comme un préjugé. « Alexandrine, me disait-il souvent dans le cours de notre intimité, jamais vous ne réussirez; vous êtes trop scrupuleuse, trop sincère, trop honnête : avec ces qualités on est dupe de tout le monde, par le temps qui court. » Ces beaux principes n'avaient pas fait de moi une prosélyte; mais faut-il le répéter? j'aimais encore Duroche, non de cet amour des sens qui n'aspire qu'à d'éphémères jouissances : je l'ai vu, sans émotion, courir de coquette en coquette et courtiser la mère et la fille : le vice n'inspira jamais de jalousie. Malgré tout cela, quelle femme sensible pourra dire qu'elle est devenue indifférente pour celui qui, le premier, fit battre son cœur, même de pure amitié ? On l'a répété jusqu'à satiété : l'empreinte d'une première affection est ineffaçable. C'était donc un tendre intérêt qui me faisait jeter à la traverse des projets d'hymen du docteur : je savais qu'il ne serait point heureux avec la femme qu'il recherchait, honteusement ébloui par la mince dot qu'elle promettait d'apporter. Je savais même que cette union insensée allait jeter sur lui le manteau du ridicule, et qu'il serait la risée d'un public malin. Il me semblait que j'aurais à partager alors je ne sais quelle solidarité d'infamie....., moi qui, pendant huit années, avais vu toute mon existence commune avec celle de cet homme. L'abandon que j'allais subir n'était pas ce qui m'effrayait le plus : le malheur de Duroche, ce malheur mêlé de scandale que bravait sa cupidité, me touchait surtout au point de n'en pouvoir supporter l'idée. J'en a maintenant l'intime conviction, c'était avec les plus pures inspirations de l'amitié que j'attendais le perfide compagnon de ma première jeunesse : celles de mes lectrices qui ont aimé comprendront cette incurable affection.

Le matin du cinquième jour de mon attente, une de mes connaissances vint me dire : « Vous attendez ici M. Duroche : c'est une peine inutile ; ses noces se font en ce moment à Argenlieu (Oise).

— Eh bien ! j'y cours ; je veux le voir, l'entretenir devant tout le monde des motifs qui feront de cet hymen une chaîne honteuse ; puis, j'ajouterai : « Osez, monsieur, osez me démentir ; c'est de vous que je tiens ces détails ; c'est vous qui avez déchiré le voile du mystère, pour me découvrir les indignités sur lesquelles, pour un peu d'or que l'on vous promet, vous passez aujourd'hui l'éponge, mais qui n'en saliront pas moins votre vie... »

Une heure plus tard, j'étais sur la route d'Argenlieu, accompagnée d'un respectable ami qui m'avait amené son cabriolet. Nous arrêtâmes à Pont-Sainte-Maxence, bourg situé à une lieue environ du but de notre voyage. L'hôtel où nous descendîmes est tenu par le père et la mère d'une demoiselle dont les manières et le ton sont au-dessus de leur état. Comme nous avions demandé quel chemin nous devions suivre pour nous rendre à Argenlieu, cette demoiselle, soupçonnant peut-être les motifs qui m'y conduisaient, me parla sur-le-champ du mariage, environné de mystère, que l'on préparait chez les Dup... Elle ajouta avec une maligne expression de traits, que bien informés des antécédens de la mariée et de sa mère, les habitans de Pont-Sainte-Maxence s'égayaient tant soit peu du dévouement philosophique de M. le docteur. « On assure, ajouta la jeune aubergiste, et c'est le plus plaisant de l'aventure, que l'on a fait autour de la maison de M. Dup... un déploiement de forces tout à fait imposant; je ne sais qui l'on craint, mais la gendarmerie est, dit-on, en permanence : on garde militairement le *beau manoir* des Dup..., et peut-être n'approcherez-vous pas d'Argenlieu sans que l'on vous crie : qui vive !...» Ce qu'il y a de certain, c'est que trois mouchards passèrent deux jours et deux nuits, à cette époque, dans l'hôtellerie de Pont-Sainte-Maxence. Un peu de doute sur l'absence de M. Duroche, et, je crois, l'envie d'observer les dispositions militaires dont on parlait, me déterminèrent à pousser jusqu'à Argenlieu. La jeune aubergiste nous montra, vis-à-vis de sa maison, un sentier qui devait nous conduire droit à ce village : mais, bon Dieu ! quel chemin... Vingt fois notre cabriolet faillit être brisé dans cette voie essentiellement vicinale, et révélant, par les plus rudes oscillations imprimées au léger équipage, l'insuffisance des centimes additionnels de la commune. Meurtris par les cahots, nous dûmes descendre et suivre à pied les côtés herbeux de la route. Malgré cet allégement, notre voiture eut encore quelque peine à se tirer d'une succession non interrompue de fondrières et de mauvais pas. « Certes, me dit mon compagnon de voyage pour essayer de faire diversion à ma tristesse, si jamais M. Duroche trouve le bonheur dans ces lieux, il n'y arrivera pas par un chemin semé de fleurs.

—Des fleurs, répondis-je, le docteur sait bien qu'il n'en trouvera pas une seule dans tout ceci.»

A notre arrivée, nous nous dirigeâmes vers la demeure du premier magistrat de la commune, autorité en sabots, qui nous reçut, avec une abondante émission de *j'avions* et de *j'étions*, dans une maison qui ne ressemble guère à l'hôtel du lord-maire de Londres; et pourtant cette habitation avec celle d'un acteur de province retiré, sont les plus beaux édifices de l'endroit. Quant à la masure renforcée qu'habitent les Dup... on peut, en l'honorant, la comparer à une prison où l'on est enfermé pour l'expiation de ses péchés, et c'est sans doute pour cette raison que les Dup... et les Duroche songent à s'y confiner. Mais si l'austérité de la retraite est proportionnée aux méfaits, ce doit être encore pour ces pécheurs un lieu de plaisance.

Le maire nous confirma l'absence de Duroche, et le témoignage de nos yeux justifia le rapport de l'aubergiste. Un formidable plan de campagne, un système complet d'évolutions, était réservé aux perturbateurs de la cérémonie où mademoiselle Dup... devait se parer, pour la dernière fois, de cette couronne virginale qui lui était si bien acquise... Tant de choses dans ce pays me firent pitié que je m'empressai de revenir à Paris. Lorsque je rentrai chez moi, rue Bleue, on me dit que Duroche était arrivé, qu'il était venu pour me voir. Sans me donner le temps de m'expliquer la cause de sa visite, je répondis : « Je vais aller coucher dans mon appartement de la Chaussée d'Antin; apparemment il couchera lui-même dans sa maison, et demain je pourrai l'entretenir. » Il n'en devait pas être ainsi. Je sortis avec une dame de mes amies, et nous nous dirigeâmes vers ma nouvelle location. J'allais pour avoir un entretien, ce fut un guet-apens que je trouvai. A peine étais-je entrée dans l'appartement que j'avais loué, que trois hommes cachés derrière la porte, et parmi lesquels je reconnus D roche lui-même, se précipitèrent sur moi, saisirent avec violence, et m'entraînèrent ju qu'au bas de l'escalier. Vous n'admirez pa lecteur, cet exploit héroïque? Se faire escorte de deux porte-faix pour expulser une femm il faut convenir que le trait est noble, et qu' donne une haute idée du brave cavalier q l'a exécuté.... Il avait raison, celui qui put jamais supporter en face le regard d' homme d'honneur : c'était trop pour so courage d'une femme armée de son bonnet nuit.

Quant à la dame qui m'accompagnai Duroche lui prit les mains, les lui serra, et l dit : « Et vous, madame, que vous ai-je fai pour vouloir me faire du mal?

— Mais, monsieur, répondit-elle, mada Jullemier ne viens point vous faire un mauva parti; elle voulait seulement s'entendre av vous, avant votre mariage, pour ce que vo lui devez : c'était bien naturel! Vous feri beaucoup mieux de venir lui parler.

— Vraiment, vous êtes sûre qu'elle ne me voulait pas de mal ?.. m'aimerait-elle encore ? » dit-il en rajustant sa redingote... Et il se disposait à sortir, lorsqu'une domestique des Dup.... se jeta sur son passage, et lui cria : « Ne sortez pas, monsieur, on veut vous tuer.

— Vous croyez? » répondit Duroche, puis il remonta promptement l'escalier, et s'enferma dans son cabinet.

Ce n'est pas tout : le lendemain, notre valeureux champion courut chez le commissaire; il déclara que j'étais venue loger dans sa maison tout exprès pour l'assassiner. (Pauvre Duroche!... qu'il connaît peu notre siècle philosophique ! ne devait-il pas savoir que les meurtres par affection ne sont plus de mode ?) Je ne sais à l'aide de quel argument il parvint à donner du poids à cette absurde déposition; toujours est-il vrai que *l'honnête magistrat* l'accueillit avec une sollicitude toute particulière. Mais l'affaire portée au palais n'y fut pas considérée sous le même point de vue. Je fus autorisée à jouir de ma location, en dépit de mon irascible propriétaire. Je n'ai pas usé de mon droit judiciaire; vous savez pourquoi, vous, mes bons lecteurs. Le mariage de Duroche était consommé, facilement consommé; toute communication avec le nouvel époux devenait superflue, et je suis bien sûre que vous ne m'avez pas vue un seul instant armée du poignard des assassins.

Bien décidée maintenant à laisser M. le docteur *jouir* de son *bonheur*, je ne m'occuperai plus de lui qu'en présence du public, son juge et le mien. Je reviens à des détails qu'il faut que vous sachiez.

Lorsque j'eus conclu une si avantageuse, si prudente association avec Duroche, je ne me trouvai pas satisfaite de ce que j'avais fait pour lui : je jetai les yeux vers sa famille. Je ne vous en ai point encore parlé; mais voici des anecdotes qui couronneront bien l'histoire du docteur. L'empereur Napoléon disait : « Il est beau de faire des ingrats ; c'est une marque de supériorité. » Je me suis procuré cette supériorité-là sur la famille du médecin, comme sur lui-même.

Au moyen des sommes assez considérables que nous envoyâmes à Nismes, la mère et les deux sœurs de mon associé achetèrent de belles robes, voire même des bijoux... Car en quelle bourgade retirée, en quel désert sauvage la coquetterie n'est-elle pas parvenue, au temps où nous vivons! Après le goût de la parure, celui des voyages vint à poindre dans la famille du docteur. Nous crûmes reconnaître dans ses lettres l'expression d'un vif désir de voir notre capitale; je fus alors la première à proposer de faire venir la dame et les demoiselles Duroche.

Lorsque mes voyageuses furent arrivées, il fallut songer à de nouveaux frais de toilette. La mode des bords du Gard jurait prodigieusement au milieu de nos élégantes Parisiennes, et nous pensâmes que les atours gracieux de Paris jureraient peut-être un peu moins sur les habitantes d'un village languedocien.

« Dame, *Jé voudrions ben* des chapeaux qui né *soyont* pas chers, » disait la mère, dont le langage goth, l'épaisseur et le bonnet bi-

zarre formaient le type le plus drôle. Mo
même je pensais assurément qu'il était inutile
faire acheter à mes gasconnes rurales des ch
peaux d'*Herbault*, pour se parer dans leur vi
lage. En conséquence, je me décidai à les co
duire chez une modeste marchande de mod
qui me fournissait quelquefois des rubans. No
y allâmes immédiatement. Je vois encore d'i
mesdemoiselles Duroche devant une glac
couronnant leur figure champêtre d'un chape
coquet, tandis que les nymphes du compto
souriaient avec malice, en chiffonnant le gro
de-naples sous leurs doigts agiles. Après avo
essayé plusieurs chapeaux, ces demoiselle
n'en trouvant point à leur goût, se décidère
à en commander de violets, avec des ruba
blancs, qu'elles choisirent parmi les plus la
ges et les plus beaux. La marchande deman
trente-six francs pour les deux : ce prix ne n
paraissant pas trop élevé pour des chapea
de commande, je ne crus pas devoir marcha
der.

Il fut convenu que les chapeaux seraient l

vrés au plus tard le vendredi dans la soirée; nous devions aller à Versailles le dimanche, voir jouer les grandes eaux. Je jugeai prudent de me donner une garantie de trente-six heures sur la promesse de ma modiste; je l'aurais prise de huit jours au moins, s'il se fût agi d'une couturière ou d'un tailleur, tant la parole de ces industriels est élastique.

Au jour dit, le mari de la marchande de modes apporta les chapeaux chez moi: c'était l'adresse qu'on avait donnée. « Ces dames, dis-je au messager, sont en ce moment rue Montmartre; veuillez leur porter ces chapeaux: je ne puis les payer avant de savoir s'ils conviennent. » Le marchand, s'étant rendu au lieu indiqué, mesdemoiselles Duroche essayèrent les chapeaux.

« Ah! qu'ils sont biene! qu'ils sont zolis! s'écrièrent-elles en sautant comme des enfans.

— Je suis enchanté qu'ils vous conviennent, » répondit le marchand de modes.

Pendant qu'on essayait et qu'on se réjouis-

sait, la mère Duroche s'était approchée
son fils, et le marchand entendit ces mot
prononcés par elle assez haut :

« Dis donc, Zacques, né donne qué tren
francs; *zons ben* vu, le zour dé la command
que *c'té* dame Zullemier, avec qui *zétion*
s'entendait avec *eux* pour gagner *queuqué* s
sus nous. »

L'honorable campagnarde, mère de M. D
roche, puisait, sans doute, de telles pens
dans le sentiment de ses propres habitudes.
est présumable que, lorsqu'elle achetait u
vache ou vendait des poulets pour le com
de quelques amis, elle ne se faisait pas sc
pule de gagner *queuqué* sose *sus eux*, et no
gasconne jugeait par analogie. A l'appui
cette belle réflexion, le docteur offrit tre
francs au marchand, qui les refusa, lai
toutefois les chapeaux, et vint chez moi réc
mer le prix convenu, en ajoutant :

« Sans vous en douter, madame, vous ê
singulièrement compromise dans cette affai
on prétend que vous êtes de connivence a

ma femme, pour faire un bénéfice sur le prix des chapeaux.

— A merveille, répondis-je avec un sourire de pitié... Et dites-moi, monsieur, ces chapeaux vont-ils bien?

— Parfaitement, et ces dames en sont enchantées.

— Eh bien! rendez-moi le service de les aller reprendre sur-le-champ; je vous les paierai, et madame Ben... les vendra ce qu'elle pourra, dans sa boutique, à mes risques et périls.

— Je ferais volontiers cette démarche pour vous être agréable, madame, mais il est, je crois, trop tard pour retourner rue Montmartre... Oui, dix heures passées, ajouta le marchand en consultant ma pendule. Je vais parler de cette ridicule difficulté à ma femme, et demain matin elle ira reprendre les chapeaux.

— Voilà qui est convenu. »

Le lendemain, la marchande de modes, revenant de la rue Montmartre, arriva chez moi : voici ce qui s'était passé :

« Pourquoi voulez-vous reprendre ces ch
peaux? avait dit brusquement M. de Duroc
à la dame qui les redemandait.

— Parce qu'on ne veut pas payer le pı
convenu.

— Ces chiffons vous plaisent-ils? reprit
docteur, interpellant alors sa mère.

— *Bene* certainement, répondit-elle. »

Alors M. Duroche prit trente-six francs da
son secrétaire, et les jeta sur la table deva
la marchande, à qui ce mode brutal de pai
ment causa un soubresaut... Ceci sentait
coup sûr l'éducation des pâtres du Gard, q
ne sont plus les bergers de Florian.

J'avouerai bien franchement que ma peti
vengeance, opposée à la plus grossière injur
n'ayant pas réussi complétement, j'éprouv
un vif sentiment de malaise : il est si légiti
de faire tomber l'odieux d'une insolence s
ceux qui la commettent! Je résolus du moi
de faire sentir aux Duroche mon juste méco
tentement, en me tenant plusieurs jours à l'
cart et dans une froide réserve à leur égard.

me dispensai donc de voir ces dames dans la journée du samedi ; mais le dimanche, jour de la partie projetée de Versailles, ma famille nîmoise entra chez moi dès sept heures du matin. Depuis un quart d'heure un beau cabriolet de remise m'attendait à la porte (nous n'avions pas encore de voiture); je le montrai de ma croisée aux villageois. Puis, m'acheminant vers l'escalier, comme si de rien n'était, je leur dis en marchant : « Je suis surprise que vous soyez venus me prendre ; ne vous ai-je par fait avertir hier au soir qu'il m'était impossible d'être des vôtres? Je vous le répète, je ne saurais me dispenser de répondre à l'invitation d'un docteur de Chaillot, qui m'a priée d'aller passer la journée d'aujourd'hui à sa maison de santé... Je vous souhaite beaucoup d'agrément... » A ces mots, je fis un grand salut à mesdames et M. Duroche... Je m'élançai dans mon cabriolet, et les laissai fort stupéfaits sur le seuil de la porte.

Je dois ajouter qu'indépendamment de la sottise ridicule que la gasconne impolie m'avait faite, en me supposant capable de m'ap proprier un lucre sur le prix de deux cha peaux, je fus fort aise d'être dispensée de m donner en spectacle à Versailles, avec la mèr et les sœurs de M. Duroche. Les demoiselles dans le but de ménager leurs chapeaux neufs s'étaient affublées de vieilles capotes vertes que je leur avais envoyées deux ans plus tôt et la mère était coiffée d'un bonnet si sal qu'il ne paraissait pas avoir été blanchi depui six mois.

Ce fut accompagné de ces dames, dont l toilette eût pu faire sensation dans une foire de Cévennes, que M. Duroche, avec son doctora et son élégance, alla se prélasser dan un parc royal, au milieu des enchantemen de Lenostre, et par le plus beau temps d monde.

J'ai dû rapporter cette anecdote : elle m' paru caractériser et l'éducation, et la tenue et la délicatesse de sentimens des parens di docteur. Mes lecteurs peuvent juger mainte nant, avec lucidité, de quelle condition es parti cet homme si fier, si vaniteux, et qui se montre si complétement oublieux de l'assistance providentielle qu'il a reçue de moi.

Dans une autre circonstance, je dis à Duroche :

« Ton père s'est imposé des sacrifices pour toi; il serait juste qu'il en fît autant pour tes frères et sœurs; mais je crains qu'il n'en ait plus la faculté. Dès que nous aurons fait quelques épargnes, nous lui enverrons tous les trois mois une certaine somme pour subvenir à leur éducation. » L'année suivante, je revins sur ce sujet : « Tu désires, dis-je à Duroche, qu'un de tes parens soit notaire; faisons-le venir à Paris. Nous le placerons chez M. Duvernois, notre voisin, et nous lui ménagerons des heures de liberté pour suivre les cours de l'Ecole de Droit. » Je dois au docteur la justice d'avouer que je le trouvais toujours disposé à accepter, sans la moindre hésitation, tout ce que je lui offrais pour son avantage et celui de sa famille. Il accueillit volontiers cette seconde proposition, et M. Paul arriva à Paris, comme le marquis du Joueur de Regnard, en guêtres, par le coche, et avec un jargon complétement inintelligible. M. Duvernois voulut bien recevoir ce clerc un peu gauche, un peu épais, mai qui ne tarda guère à se trouver pourvu d'un certaine expérience de trigaudererie.... oh l'influence du pays! cela se retrouve toujours.

Il y avait à peine huit jours qu'il était entr dans son étude, lorsque le premier clerc s présenta chez moi; il n'avait eu que la rue traverser.

« Madame, me dit-il, ayez la bonté de m dire si M. Paul ne serait pas chez vous. Il y deux jours que nous ne l'avons vu : cela no étonne et nous inquiète, sous plus d'un rapport. Avant-hier, on le chargea d'aller rec voir une somme de 600 francs : nous avo acquis la certitude qu'il l'a touchée, et ce somme n'a point été versée à l'étude.

— Donnez-vous la peine de vous asseo monsieur, répondis-je au réclamant; je v envoyer quelqu'un à l'hôtel Tiquetonne loge M. Paul, et lui faire dire de venir me parl

La personne envoyée rue Tiquetonne revint, après quelques minutes, me dire que M. Paul était malade et alité depuis la veille.

« Monsieur, repris-je en m'adressant au maître clerc, obligez-moi d'annoncer à M Duvernois que, dans une heure, je lui enverrai les 600 francs reçus par ce jeune homme, et que j'attends de sa bienveillance qu'il ne parle à personne de tout ceci.

— Je crois pouvoir, madame, vous le promettre de la part de mon patron. »

Quand le clerc fut sorti, je courus à l'hôtel Tiquetonne, où je trouvai en effet M. Paul couché et atteint d'une forte fièvre.

« Malheureux, lui dis-je avec douceur, qu'avez-vous fait des 600 francs que vous avez touchés ?

— Mon Diou ! madame, répondit-il avec embarras, z'ai eu lé malheur de les perdre dans la rue, et ze n'ai pas osé rentrer à l'étude.

— Cela me paraît bien extraordinaire ! En quelle monnaie avez-vous reçu la somme ?

—Moitié en or, moitié en pièces de cinq francs.

— C'est inimaginable : vous avez donc semé ces pièces à plaisir sur le pavé? On perd un billet de banque ; on ne perd pas 600 francs en argent, à moins que ce ne soit au jeu, et c'est, je le parie, ce qui vous est arrivé...

— Zé bous assure, madame...

— Ne soutenez pas un mensonge, mon cher Paul; votre embarras dément vos paroles. D'ailleurs, cette première faute peut vous être passée comme une folie de jeunesse, et par bonheur nous pouvons la réparer. Mais n'y revenez pas...

— Zamais, madame, zé bous lé zure. Lé diablé m'a tenté : z'espérais, ainsi que M Duroche, faire uné vrillante fortune. »

J'aurais pu lui répondre : Il « n'a rien hasardé pour cela. » Mais je vivais sous le charme qui m'a fascinée pendant huit ans; je me contentai de dire : Duroche s'est enrichi par son intelligence et son travail... » J'eus la modestie de ne pas même dire *notre* intelligence et *notre* travail.

Nous envoyâmes à M. Duvernois les 600 fr., lui faisant dire que M. Paul, malade depuis deux jours, n'avait pu les porter lui-même, et le priant de reprendre ce jeune homme lorsqu'il serait rétabli. Le notaire reçut en effet M. Paul au terme de sa maladie, qui avait duré plus d'un mois. Lorsqu'il retourna chez son patron, je ne manquai pas de lui faire une verte semonce, que je lui avais épargnée pendant qu'il était souffrant : « Ce que vous avez fait, dis-je à ce messager infidèle, ressemble fort à un abus de confiance, et c'est la plus infâme des infidélités. » M. Paul avait paru écouter ma réprimande avec une religieuse attention ; on va voir comment il en profita.

Six jours après sa rentée à l'étude, le notaire l'envoya porter 36 fr. au *Constitutionnel*; il ne les remit pas, et fit une nouvelle fugue. Nous pensâmes, Duroche et moi, que la roulette était encore complice de cette seconde *étourderie*. Trois jours consécutifs, nous allâmes au Palais-Royal guetter le coupable ; j'attendais le docteur dans le jardin, tandis qu'il parcourait les maisons de jeu, et s'y embusquait des heures entières pour rencontrer son jeune parent. Enfin, le soir du troisième jour, il le surprit jetant sur le tapis sa dernière pièce de cinq francs. Duroche n'attendit pas l'arrêt du sort pour chasser devant lui l'insigne vaurien, qui, honteux et confus, se laissa emmener comme un écolier.

Il était dix heures du soir; mais nous ne voulûmes pas remettre au lendemain l'exécution du projet, déjà formé, de lui faire quitter Paris. Par bonheur, il se trouva une place sur l'impériale d'une diligence; nous expédiâmes sur l'heure M. Paul... à son pays. Le père de ce jeune homme, que nous informâmes des méfaits de son fils, le tint dans une chambre, fort mal habillé, ce qui, durant une année entière, l'empêcha de sortir. Cette période de punition expirée, nous écrivîmes, à plusieurs notaires de Lyon pour les prier de prendre M. Paul... L'un d'eux voulut bien l'accepter. Soit qu'il n'y eût point de roulette dans le département du Rhône, soit qu'on n'envoyât jamais notre protégé en recouvrement, nous ne reçûmes, pendant plus d'un an, aucun reproche sur sa conduite. Nous crûmes alors pouvoir le faire revenir à Paris ; mais Duroche ne tarda pas à reconnaître qu'il n'avait ni la capacité ni l'intégrité nécessaires pour être notaire, et acheta à son parent une charge de courtier de commerce. Ainsi, mon argent a servi à l'établissement de celui-là, comme à la prospérité du reste de la famille. Néanmoins ce bon parent me cherche tous les jours des torts, et n'a pas peu contribué à détacher de moi M. Duroche, au mépris de la reconnaissance, dont le poids est toujours accablant pour les ingrats. C'est une bien honnête famille que celle des Duroche.

Vous concevez que lorsqu'on a deux belles maisons sur le pavé de Paris, des appartemens, un *intendant* (remarquez que, grâce à moi, M. Duroche a un intendant) ; quand on roule calèche ; enfin, lorsqu'une famille qui possède un manoir quasi-féodal dans le *beau* pays d'Argenlieu, vous a décerné, par-devant un officier d'état civil en sabots, des droits conjugaux sur une femme... au moins; vou concevez, dis-je, qu'alors il peut être contra riant de voir des détails semblables à ceu compris dans ce chapitre, confiés à un audi toire composé d'une nation tout entière C'est du moins ce que pense M. Duroche aussi se consume-t-il en démarches pour pré venir cette explosion de vérités. Jamais, assu rément, le cabriolet du docteur ne fit jailli autant d'étincelles du pavé de la capitale...Pa un journal quotidien, périodique ou revue dont M. Duroche n'ait cherché à fermer le colonnes à mes révélations. Promettant ici menaçant là, ce médecin s'est assurément ef forcé de conquérir ou d'effrayer toutes ce renommées, avant qu'elles eussent embouch la trompette. Il a déployé dans un bureau l'a morce d'une longue annonce, à trente sous l ligne; dans un autre, il a soudoyé les lettre capitales, pour arriver au cœur du rédacteu en chef, par le coffre du caissier. Sans dout mon docte adversaire fera taire quelques feuil les timorées, en abusant les journalistes, e qualifiant mon livre de libelle d'une maîtresse délaissée. Mais l'éteignoir de monsieur le docteur est trop petit pour couvrir toutes les consciences; je connais d'ailleurs des rédacteurs qui, respectant leur mission, ne se laisseront séduire ni par les paroles ni par les actions dorées de M. Duroche, parce qu'ils sentiront parfaitement qu'un homme qui ne craint pas la vérité se montre moins empressé de l'étouffer. Rien ne saurait salir les réputations irréprochables, et lorsqu'on se donne tant de mouvement pour défendre la sienne d'une atteinte, c'est que l'on sait que la moindre chose peut en raviver les taches.

Je me répète quelquefois, en pensant à tout ce que m'a fait éprouver de vicissitudes et de chagrins, mon funeste entraînement vers Duroche, entraînement qui, je le jure, n'était point l'effet d'une passion impérieuse, mais seulement une affection de circonstance, peut-être ai-je voulu dire d'instinct; je me répète donc: « c'est une chose bien fatale que la soudaineté d'une première impression, surtout quand elle vous porte à la confiance.. » Plût à Dieu qu'au début de mes rapports avec Duroche, je l'eusse reçu avec mon étourderie de seize ans, ainsi que je fis alors à l'égard d'un grand seigneur, sans respect pour sa haute dignité... je ris de bon cœur quand je songe à la façon cavalière dont je me défis de ce grand personnage, qui n'était rien moins que M. d'Autich.., gouverneur du Louvre... Le parallèle est singulier : j'accueillis, àpeu près dans le même temps, le petit étudiant comme un marquis, et le marquis, le lieutenant-général, cordon rouge, cordon bleu, que sais-je! comme un carabin de première année... Oh! mais à seize ans on déplace étrangement les dignités : à cet âge la jeunesse, la taille, la figure, la vivacité d'esprit sont de beaux titres de noblesse, et les qualifications honorifiques, les croix, les rubans d'ordre sont des hochets de trop haute portée pour qu'on s'en occupe.

Pour revenir à M. le marquis d'Autich.., je vis entrer un matin chez moi, rue de l'Odéon, un grand laquais revêtu de la livrée du roi...

je ne sais pourquoi le cœur me battit à cette vue; mais je puis au moins garantir que ce fut de vanité... « Ah ! ah! me dis-je, Charles X jetterait-il la robe d'Ignace aux orties; redeviendrait-il l'homme des petits appartemens, des bosquets de Marly, et du sanctuaire mystérieux de Trianon? s'agirait-il d'une fécondité de façon royale, qui viendrait éclore dans ma maison... fortune, me favoriserais-tu jusque-là!..» Châteaux en Espagne promptement élevés par une folle imagination, toutes ces idées s'évanouirent quand le domestique me dit qu'il venait de la part de M. le marquis d'Autich... me prévenir que ce gentilhomme se proposait de visiter mon établissement le lendemain. « Et cela, ajouta en ricanant le messager, parce que M. le marquis à entendu vanter la bonne tenue de la maison et les charmantes manières de celle qui la tient. »

— C'est très bien, mon ami, répondis-je froidement; j'attendrai monsieur le marquis...

— Je le lui dirai, madame.»

Quand l'envoyé fut parti, je me demanda

ce que le gouverneur du Louvre pouvait vo
loir de moi et de mon établissement... « El
j'y suis, un grand seigneur a beaucoup
maîtresses, peu de précautions... et voilà
motif de sa visite... J'ai entendu parler
monsieur le marquis comme d'un homme
grand crédit; ce sera un protecteur pour mo
il me recommandera; j'accoucherai toutes l
dames de la cour qui ne peuvent devenir of
ciellement mères... Il m'annonce qu'il viend
à huit heures... si je préparais un thé... ou
cela fera bien... Un thé vous classe parmi l
gens à belles habitudes... Et je fis des prép
ratifs pour mon thé. »

Je m'en occupais le jour suivant lorsqu'
autre domestique, portant la même livré
entra : cette fois, il me remit un messa
écrit. J'ouvris la lettre; elle renfermait c
mots :

« Ma chère enfant, je suis privé, po
« aujourd'hui, d'aller visiter votre établiss
« ment. Il est sept heures; le roi vient de n
« faire demander; comme je devais me rend

« chez vous à huit heures, je suis obligé de « remettre le plaisir de vous voir à la semaine « prochaine.

« Votre très dévoué,

« Le marquis d'Autich... »

J'en étais pour mes préparatifs; il y avait, selon moi, mystification. Dans ce moment, le laquais eut la malicieuse idée de me dire : « Madame, quand on reçoit une dépêche de la cour, on en donne un reçu.

— Je vais vous le donner, répondis-je brusquement, et je me mis à écrire ceci sur la lettre même du marquis : « Je reconnais avoir « reçu de M. d'Autich... une lettre qui ne « me convient pas du tout. Si monsieur le « marquis n'a pas le temps de venir aujour- « d'hui, moi je n'ai pas le temps de le recevoir « la semaine prochaine... J'ai l'honneur de le « saluer, Alexandrine Jullemier. » Mes relations avec la cour furent rompues.

Informée plus tard des mauvaises mœurs de ce courtisan, je me félicitai de ne l'avoir pas reçu... Mais dans le premier moment j'avais été fort piquée d'un procédé qui ne présentait rien que de naturel...

Ceci était du dépit ; et j'avoue, qu'à cette époque, j'aurais éprouvé du chagrin si le roi eût fait demander l'humble étudiant Duroche, dans une soirée qu'il m'eût consacrée... Je penserais différemment aujourd'hui : immoralité pour immoralité, je donnerais la préférence au marquis, et ce long chapitre vous a prouvé d'avance que j'aurais raison.

ASSISTANCE V.

Le vieux Cocher.

Je vous ai dit mes petites tribulations domestiques tout d'un trait, pour n'y plus revenir, et, dans cette narration, j'ai peu respecté l'ordre chronologique des anecdotes que j'ai à vous raconter. Maintenant je reviens à l'observation des dates, à la succession des événemens, tels qu'ils se sont présentés dans ma carrière. Vous n'y retrouverez le héros du chapitre précédent que comme un acteur en scène; je ne le montrerai plus dans le déshabillé de la coulisse. J'ai déposé ma robe d'avocat; je reprends ma plume de mémorialiste.

Un matin je vis entrer chez moi le docteur Désormeaux.

« Chère dame, me dit-il, tenez-vous pour avertie que je vous enverrai sous huitaine une jeune personne de famille, dont le père et la mère ignorent la position, ainsi que tout le monde, excepté le vieux cocher de la maison et moi. Quand il en sera temps, ce brave homme vous l'amènera; mais, Dieu sait avec quel art, avec quelle adresse il faudra que j'épie le moment pour envoyer cette pauvre enfant accoucher chez vous.... Ce n'est pas tout : en admettant que ma perspicacité médicale me fasse découvrir l'heure, ou plutôt la minute opportune d'une absence, qui ne pourra guère se prolonger, il faudra que j'invoque à deux genoux le génie intrigant de Beaumarchais, afin de trouver le motif difficile de cette absence... car vous saurez, ma belle, que la maman, habile connaisseuse apparemment au langage des yeux éveillés de sa fille, ne la quitte pas plus que son ombre... D'honneur, je ne puis concevoir encore comment la petite a pu faire ce faux pas; je crois que le Saint-Esprit s'en est mêlé.

« L'affaire terminée, continua le docteur, je soignerai l'accouchée pour une maladie quelconque : une gastrite, une gastro-entérite ; que sais-je, moi?... L'embarras réside tout entier dans la sortie; enfin, j'en conférerai avec le vieux cocher, que j'ai mis dans la confidence parce que c'est l'homme nécessaire. A tout événement tenez-vous prête à recevoir votre noble cliente... Adieu, chère petite. »

En effet, sept ou huit jours après l'avis de M. Désormeaux, vers minuit et demi, une voiture s'arrête à dix pas de ma porte; peu d'instans après, une jeune personne monte rapidement mon escalier, entre chez moi, au premier étage, s'assied sur le premier fauteuil qu'elle rencontre, et accouche....

Dans ces accouchemens précipités, la délivrance est ordinairement lente. Ce prolongement du travail de la nature provient de ce que le placenta est encore adhérent ou même enchatonné, et, dans ce cas, l'opérateur doit procéder fort prudemment. Une assistance trop brusquée pourrait occasioner une hémorrhagie ou le renversement de l'organe.

Cependant le cocher, qui ne voyait que le cours rapide du temps et la difficulté de ramener sa jeune maîtresse à l'hôtel, sans exciter les soupçons; le vieux cocher, dis-je, nous faisait demander à chaque instant si *nous avions bientôt fini*. Dans le retard que je fus contrainte d'apporter à la délivrance de ma jeune cliente, elle me raconta ses embarras de la soirée.

« Il y avait ce soir, me dit-elle, grande réunion à l'hôtel : on y a dansé ou fait de la musique de neuf heures à minuit un quart, et dès sept heures je commençais à souffrir... Jugez, madame, de ma position *... Couverte d'une robe de bal, c'est-à-dire presque nue;

*Il me semble entendre dire à mon lecteur incrédule : « Il est impossible de pouvoir cacher une grossesse aussi avancée. » Je le

contrainte par ma mère de figurer dans un quadrille, de sourire à mon danseur, quand j'étais dévorée de souffrance... il faut avoir éprouvé cette horrible situation pour s'en faire l'idée... A onze heures et demie, on cessait de danser. J'avais annoncé une migraine; je me disposais à me retirer... ma cruelle maman m'a saisie par ma robe au moment où je quittais le salon...

« Ma fille, encore un peu de complaisance, m'a-t-elle dit, vous savez que le ministre Villèle aime à vous entendre chanter la cavatine de *Tancredi* : allez vite au piano; je crains que Son Excellence ne se retire avant le morceau. N'oubliez pas que le comte, votre père, sollicite le brevet de lieutenant-général : la cavatine peut faire merveille ce soir. Je me suis donc dirigée vers l'instrument, à peu près aussi

prie de croire que la première grossesse d'une femme bien faite est très facile à céler; durant le neuvième mois, le ventre paraît peu développé chez les dames que les circonstances obligent à porter un corset : il est alors extrêmement descendu, et une femme n'est jamais plus leste que le jour où elle doit accoucher.

volontiers qu'Iphigénie dut marcher à l'autel de Calchas. A peine je m'entendais préluder, tant le sang, que d'affreuses tranchées faisaient refluer vers ma tête, bourdonnait à mes oreilles ; tandis que d'invincibles crispations contractaient mes doigts sur le clavier.... Que vous dirai-je, madame? j'ai chanté par instinct musical.... Cependant on m'a applaudie.... Dieu! que ces acclamations m'ont semblé douces !... et celles-là, ce n'était pas mon amour-propre qui en faisait son profit; mais elles m'annonçaient la fin d'un martyre intolérable..... En me levant du piano, vous le dirai-je?... j'ai regardé près des pédales.... en vérité, je tremblais d'avoir accouché durant le morceau.

« Le comte et la comtesse commençaient à répondre aux saluts des personnes qui prenaient congé ; je me suis glissée hors du salon, et j'ai gagné ma chambre en toute hâte.... Hélas! elle n'a pas d'autre issue que l'appartement de ma mère... dois-je m'en plaindre? et ce soir chez vous, madame, m'est-il permis d'accuser les précautions trop vaines de mes parens? Depuis ce moment, le ciel a pris pitié de moi.

« Ma mère, extrêmement fatiguée, m'a suivie de près... Déjà couverte d'une robe de nuit, je suis venue l'embrasser dans sa chambre à coucher... Quand les bougies ont été éteintes, quand j'ai entendu sa femme de chambre se retirer et sa couchette gémir sous le poids de son corps, je me suis écriée, au milieu des plus intolérables douleurs...: O mon Dieu! je vous remercie... Trois secondes après, je me laissais glisser dans le jardin, à l'aide de l'un de mes draps. Notre cocher m'attendait depuis une heure déjà, à la petite porte de ce même jardin... nous sommes arrivés ici. Le reste de cette aventure est dans le sein de la Providence. »

Je m'efforçais de rassurer la jeune personne, lorsque le vieux phaéton, impatienté d'un si long retard, se décida à quitter ses chevaux, vint lui-même sonner à la porte, nous cria à travers qu'il était cinq heures du matin, et que le jour allait bientôt paraître... « Tout est perdu, poursuivit l'honnête domestique, si mademoiselle est découverte par madame la comtesse ou par quelque perruche de femme de chambre !.. *Ainsi, madame*, ajouta le cocher, *dépêchez-vous, je vous prie....* A ce mot, et malgré la gravité des circonstances, je ne pus retenir un éclat de rire... Ce brave serviteur nous priant, avec naïveté, de faire dépêcher la nature... je ne fus pas maîtresse de tempérer mon élan d'hilarité. Toutefois, après avoir ri un peu hors de propos, je ne laissai pas d'assurer au bonhomme que, sous un quart d'heure, sa jeune maîtresse serait en voiture; ce qui était vrai, car je venais de la délivrer.

Le lendemain, M. Désormeaux vint me dire :

« Ma chère petite, l'illustre rejeton que vous avez produit cette nuit dans le monde doit être porté aux Orphelins. La jeune comtesse vient de m'avouer qu'elle ne peut jamais épouser l'heureux mortel qui l'a rendue mère quoiqu'elle ait ajouté, en rougissant beaucoup qu'elle n'aimerait jamais personne autant que lui. A bon entendeur, demi-mot : je soupçonne fort que le papa mystérieux est tout simplement le groom de la maison... un joli petit Adonis en habit bleu liseré de jaune, avec chapeau à bourdaloue d'argent.... Que voulez-vous! la jeune personne est romantique en diable... son imagination aura revêtu le jockei de toute la noblesse d'un page du moyen âge.... et voilà. »

Six mois s'étaient écoulés, lorsque je vis entrer chez moi une jeune personne tout éplorée : c'était ma cliente.

« Madame, s'écria-t-elle en se jetant dans mes bras, je veux avoir mon enfant... je le veux absolument... Est-ce que vous ne me reconnaissez pas?

— Je cherche à me rappeler.

— Je vins, il y a six mois, en voiture avec un vieux cocher.

— M'y voici, mademoiselle : un honnête homme qui voulait que la nature se dépêchât.

— Précisément... De grâce, aidez-moi à retirer mon enfant du *lieu infâme* où il a été porté.... je mourrai de douleur si vous me dites que c'est impossible.

— Je n'ai garde, assurément; quand vous le désirerez, votre enfant vous sera rendu.... j'ai conservé tous les renseignemens nécessaires....

— Ah! madame, vous me comblez de joie, s'écria la demoiselle en m'embrassant avec transport.... Un de ces jours, je viendrai m'entendre avec vous pour le choix d'une nourrice. Dieux! il est si doux d'être mère, si cruel de comprimer les sentimens que cette qualité excite dans un cœur sensible... Ah! madame, attendez-moi.... attendez-moi, bientôt... » Je n'ai jamais revu cette demoiselle...

Elle avait éprouvé un paroxisme d'amour maternel; puis cet accès passager s'était dissipé. Une autre impression, en passant sur les traits si vifs de celle dont j'avais été témoin, les avait effacés... Peut-être, en sortant de chez moi, la jeune mère du faubourg Saint-Germain sentit-elle le goût passionné d'un chapeau ou d'un schall se substituer dans son imagination à l'élan expansif de la maternité.

ASSISTANCE VI.

—

L'Italienne.

—

EXPLIQUE qui pourra le cœur humain dans toutes ses variations, dans toutes ses anomalies. C'est un livre étrange, dont on interprète aujourd'hui le texte d'une façon, et demain la même page de sensations devra se traduire tout différemment. En voici une preuve sur mille.

Une dame enceinte arriva chez moi un matin, et me parla ainsi :

« Mon mari fait la guerre en Orient; il combat pour la cause des Hellènes... C'est un brave, un homme superbe, doux, complaisant, rempli d'attentions pour moi. Les lettres qu'il m'écrit de la Grèce sont brûlantes comme le ciel sous lequel il les trace... Mais ce modèle des hommes est mon mari. Celui qui m'a mise dans la situation où je me vois forcée de recourir aux soins de votre art, possède aussi de belles qualités : ses traits sont réguliers; il a la meilleure tournure; son humeur est charmante..... Eh bien ! il ne me plaît nullement; et je ne sais, en vérité, si je ne le hais pas quelquefois... Du reste, il faut que je vous dise une chose qui va vous surprendre : de ma vie je n'accordai la moindre faveur à un homme que j'aimais; et je ne me sens jamais plus passionnée qu'auprès de celui que je déteste. Ne soyez pas surprise de ce que je vous dis là ; je suis Vénitienne : dans un cœur italien, l'amour et l'empire des sens sont parfaitement distincts. Selon nous, le plaisir, qui doit tenir de la fureur, sympathise mieux avec la haine qu'avec la tendresse : cela peut, en France, vous sembler un délire; en Italie, c'est une sensation ordinaire.

« Je n'accoucherai que dans trois mois; mais, d'un moment à l'autre, mon mari, qui a sollicité son rappel, peut revenir à Paris. Vous voyez qu'il faut que je me cache. Forcée d'abandonner ma maison, j'ai dit à mon concierge que je me rendais en Italie, pour régler quelques affaires de famille. Ce motif peut paraître plausible même à mon époux, s'il arrive avant que je puisse reparaître..... J'entre donc dès ce soir dans votre maison. »

Cette Italienne resta près de quatre mois chez moi. Pendant cet espace de temps, une amie, confidente de ses aventures, qu'en vérité l'on ne peut guère nommer ses amours, ainsi qu'on va le voir, se rendait tous les jours dans sa maison, sous prétexte de veiller à ses intérêts; mais, en effet, pour s'assurer si le mari n'était pas revenu de la Grèce. Cette dame apportait toujours une réponse négative, à la grande satisfaction de ma pensionnaire, qui vit arriver le terme de sa grossesse sans avoir subi le malencontreux retour qu'elle redoutait.

L'enfant de ma Vénitienne, jolie petite fille que nous mîmes mystérieusement en nourrice, avait pour père un chef de bureau au ministère de la guerre. Le portrait que ma pensionnaire m'en avait fait me parut trop peu flatté: c'était un homme instruit, d'une belle figure, d'un très bon ton; possédant, en un mot, tout ce qu'il faut pour captiver; et durant tout le temps de son séjour chez moi, la fille de l'Adriatique refusa de le recevoir, ne répondit point à ses lettres, et ne cessa de me dire qu'elle ne pouvait le souffrir.

Peu de temps après ses couches, cette dame apprit la mort de son mari, tué dans un engagement contre les troupes d'Ibrahim. Alors nous retirâmes la petite fille, et sa mère la fit élever dans sa maison... Ce qui ne surprendra plus mes lecteurs, maintenant qu'ils savent que cette singulière femme avait des enfans par haine pour celui qui les lui faisait, c'est qu'elle devint de nouveau enceinte des œuvres du chef de bureau. Elle l'épousa dans l'année, et lui donna un troisième enfant... Ces trois petites créatures étaient charmantes : l'amour le plus tendre n'aurait pas fait mieux.

Quelque temps avant le mariage de ma Vénitienne, un homme bien couvert se présenta chez moi.

« Il y a deux ans environ, me dit-il brusquement, vous avez eu une pensionnaire nommée madame P****.

— Je ne sais, répondis-je froidement ; depuis ce temps j'ai vu beaucoup, et je me suis efforcée de beaucoup oublier.

— Ainsi, vous refuseriez de me dire sous quel nom l'enfant de cette dame a été baptisé.

— D'abord, j'ignore si la personne dont vous me parlez a fait ses couches dans ma maison ; et quant au nom donné à l'enfant, je vous prie de croire que si je le savais, je ne vous le dirais pas : le secret d'autrui est pour moi, monsieur, un dépôt inviolable.

— Et vous ne pensez pas, madame, reprit l'étranger en riant, que 500 francs soient une clé assez puissante pour ouvrir ce dépôt.

— Monsieur, l'on m'a plus d'une fois offert de l'argent pour garder un secret; j'ai répondu que je ne faisais jamais payer un devoir dont la violation serait une infamie... Jugez avec quel sentiment je reçois l'offre de m'en rendre coupable, et ce que je dois penser de celui qui me fait une telle proposition... J'ai l'espoir, monsieur, que vous allez m'éviter le désagrément de vous faire sortir de chez moi.

— Oui, je vais sortir, répliqua l'inconnu en me lançant un regard courroucé; mais de ce pas je vais travailler à vous faire enlever votre tableau.

— Allons donc, vous chercheriez plutôt à m'en faire mettre deux, pour me récompenser de garder si bien le secret des familles. »

L'investigateur indiscret partit sans répliquer. A peine s'était-il éloigné que je courus chez la dame italienne, et lui appris ce que l'on vient de lire. Au portrait que je lui fis de l'homme qui s'était présenté chez moi, elle reconnut le père de feu son mari, et me remercia avec effusion de lui avoir, selon toutes les apparences, épargné de grands désagrémens. « Peut-être, ajouta-t-elle, m'évitez-vous même un procès scandaleux, que messieurs les rédacteurs de la *Gazette des Tribunaux* auraient arrangé, avec des pointes de vaudeville, pour alimenter la malice de leurs abonnés. »

SCÈNES D'INTERIEUR.

—

Macédoine.

—

Je recevais souvent des médecins chez moi. Un grand nombre de ceux de Paris m'envoyaient des pensionnaires; je devais quelquefois les traiter à ma table, et la prospérité de mon établissement y gagnait. D'un autre côté, le docteur Duroche désirant voir ses amis de la Faculté, les invitait à nos petites soirées, où l'on s'occupait de science, de musique, de littérature, de médisance par occasion, et la partie conteuse de ces réunions était de temps en temps piquante. Or, rien n'est plus fécond en malices que la rivalité : les médecins de la capitale ou des provinces étaient souvent passés en revue, sous leur attirail de ridicules. J'ai retenu quelques unes des historiettes critiques qui nous étaient rapportées par un zelé broussaïste, conteur agréable, et dont la verve n'était guère moins sanglante que la méthode de son célèbre patron. Voici une des anecdotes qu'il nous racontait le soir :

« Elle est, nous dit-il, toute récente, toute pantelante d'actualité, et, la main sur la conscience, je vous en garantis l'authenticité...

« Vous est-il arrivé, messieurs et chers confrères, de parcourir la liste de nos collègues de Paris? Vos yeux ont-ils clignoté sur les vingt colonnes de noms qu'elle présente dans l'*Almanach royal*, et votre mémoire a-t-elle chancelé, en cherchant à retenir le nombre fixe des savans par brevet qui se partagent, hélas! bien inégalement, le pavé de notre capitale?... Trois mille, messieurs, pas moins, sur mon ame...: deux régimens au grand complet, qu'on pourrait armer en cas d'invasion, seulement par l'immatriculation des enfans d'Hippocrate. Et jugez combien de peines, combien de tribulations un pauvre débutant doit se donner pour se produire, je ne dis pas au grand jour de la renommée : c'est, vous le savez, le partage d'un petit nombre d'élus, mais seulement sous un petit rayon lumineux, qui fasse vivoter doucement. Par bonheur, nous avons le savoir-faire, génie bienfaisant, providence des gens dépourvus de protections, de ressources et même de science. Avec le savoir-faire, on remplace toutes les chances de succès que le destin a refusées : c'est le compensateur universel. Exemple :

» Vous connaissez tous, messieurs, notre collègue Bois..., le médecin de Paris, non pas le plus habile, mais le plus renommé dans le beau monde, ce qui vaut mieux. Il y a trois à quatre ans environ, il finit ses études, passa, vaille que vaille, tous ses examens, et publia sa thèse, thèse médico-pittoresque, qui fit sourire les gens de l'art, mais qui, dans les cabinets de lecture, eut la vogue d'un roman. Bois... avait fait, durant ses cours, un quart, peut-être même un cinquième de vaudeville; or, à une époque où tous les genres se confondent, où l'on fait même de la médecine romantique, notre nouveau docteur trouva plaisant de délayer dans sa thèse les pensées saillantes dont il avait aiguisé jadis les couplets d'un second vaudeville, refusé à l'unanimité.... Cela fit merveille. Son opuscule fut lu contre l'usage, et d'honneur, il manqua à la collection des thèses médicinales qui, chaque jour, s'empilent, sans avoir été coupées, chez les épiciers du pays latin....

« Mais le succès de Bois... ressembla à ces feux follets qui brillent, passent et s'éteignent. Les réflexions qu'il fit à la suite de cet éclair de vogue furent tristes : le nouveau docteur, décidé à s'établir à Paris, parce qu'il savait qu'en province les jeunes talens ne triomphent guère des vieilles médiocrités, le nouveau docteur pâlissait devant la liste des 3,000 rivaux dont les noms allaient précéder le sien. Tous les moyens de réussite avaient été employés par ses prédécesseurs : tel s'était fait demander à toutes les portes par un exprès affidé ; tel autre recommandait le talent qui lui manquait par un ruban acheté et menteur ; un troisième avait débuté dans le monde médical à l'aide des feux d'une danseuse d'opéra. M. le docteur M... s'était rendu célèbre par la coupe de ses gilets, la forme gracieuse de ses habits, la variété de ses chapeaux. M. Orfila lui-même, abandonnant un instant, pour réussir plus vite, les graves élucubrations de la science, avait triomphé de l'inattention publique par une cavatine, et par l'exécution d'un caprice sur le piano. Le savoir-faire le plus fécond en expédiens était, en vérité, bien embarrassé pour brusquer une réputation.

« Et notre pauvre collègue tenait depuis long-temps en main l'ancre de misericorde de ses ressources financières ; du prix d'un bon domaine, vendu dans son pays pour subvenir aux frais de ses études, il ne lui restait que quatre ou cinq mille francs.... Cependant un savant *endoctoré* ne pouvait plus dîner à vingt sous, chez le successeur de Flicoteaux; il fallait même qu'il abandonnât la sombre maison du quartier Saint-Jacques, asile modeste dont naguère il gravissait, le soir, l'escalier avec une jeune lingère du voisinage, pour souper d'un triangle de fromage de Brie, et trouver ensuite, sous les toits, le paradis de Mahomet.

« Si j'essayais de réussir in-8° ! s'écria-t-il comme par inspiration... Mais un livre de médecine, un ouvrage que l'on considère ordinairement comme le fruit d'une mûre expérience, le publier sans avoir traité un malade!.... pourquoi pas? J*** vient bien de se déclarer réformateur, moraliste, philosophe, en sortant du collége Louis-le-Grand, et le bon public l'a cru sur parole : pourquoi ne croirait-on pas aussi, qu'en vertu d'une expérience providentielle comme la sienne, je puis tout connaître sans avoir rien vu?.... Et puis, il reste à exploiter une branche de littérature médicale... on n'a point encore traité de la médecine par *ironie* : c'est une tâche que je veux remplir. Maintenant la plaisanterie est partout, on se moque de tout, on doute de tout, et si l'on ne persuade pas ainsi, du moins l'on amuse.... Allons, voilà qui est décidé, je publie, mes bons amis les journalistes aidant.... voyons, qu'est-ce que je publie?..... il me faut un titre saillant... Ah! j'y suis : *la Médecine des passions*. Oui, voilà bien le titre le plus heureux! »

Ici tous les médecins réunis à ma table partirent d'un grand éclat de rire.... et tous de s'écrier : « Votre Bois... était fou, avec son livre et ses journaux. » — « Les journaux! ce sont des puissances colossales, reprit le narrateur.... Ecoutez, vous allez voir comment, au temps où nous vivons, s'établissent les succès littéraires, et vous jugerez s'il est temps de rire du collègue Bois..... qui, du reste, vous envoie tous les jours force démentis avec les éclaboussures de son carrosse. L'auteur, j'entends l'auteur à la mode, le dandy, le viveur noyé de dettes (car, hors de là, point de célébrité), cet auteur, dis-je, passe successivement dans tous nos débits de renommée et dit : Léonce, un article d'ami, et je te prête vingt-quatre heures ma maîtresse; Adolphe, deux colonnes d'éloges, et tu disposes pendant huit jours de mon crédit chez le loueur de tilbury; Alfred, un dialogue à ma gloire dans ta *Revue*, et je te cède pour un mois entier mon sixième de loge aux bouffes, y compris l'entrée dans la loge de ma cantatrice véronnaise; Eugène, fais de moi un Sterne, un Lesage, un La Bruyère, et j'emporte le succès de ton drame à la pointe d'un feuilleton... Vite des palmes, des couronnes, de l'encens, frères en intrigue, en savoir-faire officieux...Que tous les ressorts de la *camaraderie*, si imprudemment révélés par de Latouche, soient tendus en faveur de nous et de nos amis.... Silence, silence absolu sur les compositions qui ne tombent pas de notre plume; acclamations bruyantes, tonnerre d'applaudissemens, déluge de félicitations à propos de nos œuvres... Il nous faut une ovation, un triomphe, l'immortalité, ne durât-elle que six mois... N'oubliez pas, frères très chers, que l'horizon de notre renommée ne dépasse pas la barrière Saint-Antoine, et que la postérité ne se compose pour nous que de semaines.

« Et voilà, messieurs les rieurs sceptiques, voilà précisément de quelle manière sont tissus les succès *étourdissans* de notre époque; ainsi naît la vogue dont vous grossissez vous-mêmes le cortége; ainsi se prépare *l'enlèvement* des livres *impatiemment attendus*; ainsi s'écoulent les éditions multipliées que la librairie industrieuse trouve dans un tirage de 500 exemplaires. On découvre, à la lecture, la souris qu'a produit l'enfantement de la montagne; mais les efforts des amis subsistent, et le public bénévole persiste à prendre la souris pour un éléphant.

« Bois... savait tout cela, lui; il était d'ailleurs initié aux secrets des bonnes coteries; il publia sa *Médecine des passions*, et les journalistes, ses amis, arrachèrent toutes les couronnes du front des illustrations médicales pour en orner celui du nouvel auteur..... Hippocrate lui-même fut presque détrôné, de par l'autorité des feuilletons ; vous verrez, vous verrez ce qu'il en résulta.

« Charlatanisme à part, il y avait de jolies pages dans le livre de Bois... : la partie anecdotique surtout y était soignée, et vous savez, messieurs, que c'est l'essentiel. On fait de nos jours de la législation, des plaidoyers, de la diplomatie, de l'administration, de la science anecdotiques; vous aurez incessamment de l'astronomie anecdotique, pour peu que les planètes veuillent aider à la lettre.

« Le grand mot de *monomanie* jouait, comme vous le pensez bien, un rôle important dans l'in-8° du collègue; or, à propos d'anecdotes, en voici une tirée de cette production, et que les journaux ont citée. C'est l'auteur qui raconte :

« Adolphe, élève distingué de feu Girodet, perdit tout à coup la raison : quelques personnes prétendirent que c'était par un amour excessif de son art; d'autres assurèrent qu'on devait attribuer ce malheur aux suites *cuisantes* de sa passion pour un de ses modèles. Quoi qu'il en soit, Adolphe avait des momens lucides si fréquens, que les amis de son père et les siens, même après avoir vu le malade, refusaient de croire à sa folie. Il continuait de faire des tableaux charmans : sa touche n'était pas moins délicate, pas moins gracieuse qu'avant l'invasion de la maladie; et j'avoue que je fus du nombre des incrédules.

« Un jour que je fis une visite à notre prétendu fou (car c'est ainsi que je le désignais); je le trouvai terminant une nymphe Eucharis, qui pouvait soutenir la comparaison avec les plus délicieuses compositions de son illustre maître.

— Mon ami, que dites-vous de ce tableau? me demanda l'artiste du ton le plus calme.

— Il est enchanteur, répondis-je vivement.

— Vrai, je me suis surpassé.

— Dites donc que vous avez atteint la perfection de notre divin Girodet.

— Ah ! ceci est trop flatteur ; mais il y a peut-être quelque mérite dans ces contours ; cette chevelure me paraît légère ; cette draperie ondule avec assez de grâce ; ces chairs ne manquent pas de vie… et quand je vais avoir ajouté quelques traits… Oui, cela fera bien… A ces mots, le jeune peintre replace la toile sur le chevalet.

« Tandis qu'il mettait la dernière main à son petit chef-d'œuvre , j'étais appuyé sur le balcon , et les yeux fixés vers les massifs d'arbustes qui se balançaient dans le jardin, je m'indignais de la légèreté avec laquelle on avait prononcé sur l'aliénation de mon ami. Tout à coup il me frappe sur l'épaule, puis s'écrie avec l'enthousiasme de l'art : « Regardez maintenant. » Je regarde en effet , et que vois-je ?.. une large paire de lunettes sur le nez d'Eucharis.

— Eh bien ! que pensez-vous de cela ? continua le peintre.

— Ce que j'en pense ?

— Oui.

— Mais je pense que ces lunettes auraient mieux convenu aux jurés qui viennent d'admettre les ouvrages de peinture à l'exposition, qu'à la première compagne de Calypso.

— C'est possible... et sans attendre une plus ample information, Adolphe lève la jambe, et d'un coup de pied vigoureux, qui fait un grand trou au tableau, il prive Eucharis, non seulement de ses besicles, mais de son visage et même de sa tête. Je fus irrévocablement convaincu. »

Dix jours après la mise en vente de la *Médecine des passions*, continua le narrateur, on ne parlait que de ce livre dans les salons de la capitale.

— Composition délicieuse, disait un habitué du balcon de l'Opéra; de la philosophie et de la science, des avis moraux et des prescriptions médicales... ouvrage à deux fins, propre au maintien des principes et à la conservation de la poitrine.

— Vous l'avez donc lu?..

— Pas encore; mais *le Figaro* en fait un

éloge pompeux. A la première migraine, je me donne le docteur Bois... ; il est impossible qu'un homme qui se respecte guérisse sans le secours de ce médecin.

— Vous me voyez, madame, impressionnée jusqu'à la colère, minaudait la femme d'un agent de change, en recevant dans son boudoir une *tendre amie*, que la veille elle déchirait calomnieusement...Je renvoie mon groom et mon chasseur... Croiriez-vous que je demande depuis trois grands jours la *Médecine des passions*... non, mais je me suis sentie sur le point d'avoir des attaques de nerfs...

— Mon Dieu, ma belle dame, vous avez bien fait de vous en abstenir, répondit la femme d'un notaire, les attaques de nerfs sont proscrites dans le livre : l'auteur déclare qu'elles sont du plus mauvais ton, et les relègue chez les épiciers droguistes de la rue des Lombards...

—Vraiment ? que je vous remercie de m'en prévenir... Mais vous êtes bien certaine que Bois... à écrit cela ?

— Assurément, chapitre 3, et, par parenthèse, l'auteur indique un singulier traitement pour ces affections...

— Que vous êtes heureuse ! je vois que vous avez eu le bonheur de posséder le volume nouveau.

—Non, vraiment; mon domestique fait queue depuis trois jours chez le libraire, et n'a pu encore obtenir un exemplaire : il est inscrit pour le huitième mille. Mais je lis tous les matins *le Corsaire*, et j'y ai trouvé l'analyse de la publication enchanteresse... Je reviens au remède que l'auteur indique pour la guérison des dames à vapeurs... Devinez ce que c'est.

— Je chercherais vainement.

— Eh bien ! il faut, pendant l'accès, qu'une main de mari applique... allons, cherchez un peu...

— De grâce, achevez.

— Il faut que cette main maritale applique une bonne paire de soufflets à la malade.

— Pas possible...

— Lisez le chapitre 3. L'auteur assure que

ce traitement appartient à la thérapeutique Dubois... Ah! Bois... est vraiment un médecin original... Je l'appelle à ma première gastrite.

— Et moi à ma première angine... Je trouve pourtant sa méthode un peu rude.

— Oh! mais elle ne l'est pas toujours autant; c'est seulement dans ce qu'il nomme les *maladies facultatives*, qui, selon lui, doivent être traitées avec des moyens violens... des médicamens généreux.

— Généreux soit, mais les soufflets le sont trop.

« Pour abréger, je vous dirai, messieurs, que les journaux entretinrent le public pendant une semaine entière de la *Médecine des passions* : tout le monde en parlait; personne ne l'avait lue; mais on la jugeait sur l'autorité de l'oracle d'après lequel il est convenu qu'on formera, chaque matin, ses opinions politiques, morales, littéraires, scientifiques, théâtrales... Et vous savez tous avec quelle ample connaissance de cause écrivent MM. les journalistes; vous savez surtout combien sont indépendans et consciencieux les jugemens que plusieurs d'entre eux portent sur les produits de la presse... Le refrain de toutes les conversations dont je vous parlais tout à l'heure était : « Je prendrai ce médecin-là. » Les discoureurs adoptaient de confiance l'éloge pompeux des feuilles publiques, pour épargner le prix du livre, et peu de personnes, à l'occasion, devaient hésiter à confier leur propre vie à l'auteur. Tel est l'abandon de prudence qui résulte de la vogue ; tel est l'effet de ce qu'on appelle un succès de journaux. Voyons maintenant ce que devient celui-ci, réalisé au creuset de l'expérience.

« On n'avait pas négligé, comme bien vous le pensez, de faire insérer avant tout dans les feuilles publiques que la *Médecine des passions* avait été achetée dix mille francs par le libraire un tel : c'est l'A B C du charlatanisme de l'éditeur. Cependant le livre s'était imprimé pour le compte de l'auteur, au nombre, sagement modéré, de cinq cents exemplaires, réparti, selon l'usage, en quatre éditions ; ce qui est très adroit, à la vérité, surtout quand on retrouve à la quatrième édition les fautes d'impression qu'on avait remarquées à la première. Au moment de l'apogée de sa gloire, et lorsque déjà il en recueillait les fruits en élémens journaliers de clientèle, Bois... se rendit chez son éditeur, pour savoir où en était l'écoulement du livre. Ce libraire, qui jouait sur le velours, puisque le docteur avait payé les frais d'impression, lui montra avec calme ses volumes, symétriquement empilés sur le comptoir. Il manquait à l'édition les exemplaires donnés aux journaux, et ceux prélevés par Bois... lui-même... L'écrivain, surchargé de couronnes par l'opinion *enjournalisée*, pâlit à l'aspect de ce triste résultat. Notre marchand de livres, remarquant cette impression, dora la pilule à son commettant. « Le moment de la vente n'est pas venu, lui dit-il; l'effet des comptes-rendus n'est pas produit; cela va venir. »

«Tandis qu'il parlait, le père de la *Médecine des passions*, qui craignait, lui, que cela ne vint pas, songeait à un expédient propre à concilier, au moins en apparence, le succès effectif avec la vogue de retentissement... « Diable! se disait-il à lui-même, faisons attention à ceci; la vérité ne tarderait pas à se faire jour, et le moyen même qui vient de commencer ma fortune pourrait bien la ruiner. » Il sortit, ayant dans l'esprit un parti pris, et en répétant au libraire : « Oui, cela viendra. » « L'extrémité est dure, disait Bois... en s'éloignant, cet ouvrage-là me coûte déjà 1500 fr...; n'importe, il faut semer pour recueillir. » Dans cette même journée, cent exemplaires de la *Médecine des passions* étaient vendus; le lendemain, il s'en écoula deux cents; le surlendemain cent; le quatrième jour l'édition se trouvait épuisée... L'auteur, par l'entremise de vingt libraires commissionnaires, auxquels il avait remis de l'argent, s'était fait l'acquéreur de la totalité de ses exemplaires. Tout cela était porté dans un dépôt intermédiaire, et reçu par une personne de confiance, qui ne montrait jamais au dernier porteur d'un ballot celui qu'on avait apporté précédemment... De cette manière, notre collègue eut à sa disposition un magasin de librairie, et cela ne lui coûta que 2500 francs, à joindre aux 1500 francs déboursés pour la fabrication.

« Bois.... gémissait un peu sur ses lauriers: la dispersion d'une majeure partie de ses ressources lui arrachait de temps en temps de gros soupirs. Il était plongé, un matin, dans cette pensée du néant effectif de sa gloire, attendant quatre commissionnaires qui allaient lui apporter sa *chère* édition, qu'il se proposait au moins d'écouler doucement et *gratis* dans le sein de l'amitié, avec cette inscription banale : *à M. ou madame tel ou telle, de la part de l'auteur*. Tout à coup, le libraire-éditeur, haletant, le front humide, la parole entrecoupée, se précipita dans l'appartement...

« Victoire ! monsieur le docteur, victoire éclatante, s'écria-t-il en agitant au-dessus de sa tête son chapeau gris... succès d'enlèvement... trois jours, sans une heure de plus...

et pas un exemplaire dans mon magasin... mais pas un seul... Hein! quand je vous disais que le succès viendrait... c'est que, voyez-vous, je m'y connais, moi... Je viens maintenant vous offrir une affaire... Il me faut une seconde édition : il me la faut sous quatre jours... je l'achète et la paie comptant...

« En ce moment, le bruit d'une marche pesante se fit entendre dans la pièce voisine ; les deux battans de la porte s'ouvrirent, et quatre porte-faix, chargés comme des abeilles, se présentèrent aux yeux surpris du bon négociant, qui reconnut, sur-le-champ, les livres qu'il venait de vendre si rapidement...

— Eh mais ! dit-il d'un air ébahi, si je ne me trompe, voici toute l'édition de la *Médecine des passions.*

— Oui, répondit froidement l'auteur ; vous me parliez tout à l'heure d'une affaire... en voilà une toute trouvée... Je vous vends ceci à soixante pour cent de perte.

— Docteur, répliqua le libraire en riant, vous êtes un farceur... C'est bien, très bien...

Mais quant à l'affaire, pas pour le moment. Ecoutez, il y a pourtant un coup de commerce à faire : nous avons, rue de la Harpe, M. Lebigre, un honnête négociant... sous-lieutenant dans la garde nationale... Eh bien! il va vous acheter cela, lui... à la rame, ce qui est infiniment plus noble qu'à la livre...Ceci s'appelle, comme on dit, un progrès... Autrefois, tout livre invendu allait droit au poivre; maintenant, nous trouvons M. Lebigre entre l'édition stationnaire et l'épicier... M. Lebigre ouvre un hôpital aux ouvrages que nous appelons vulgairement *durs*; M. Lebigre sera compté parmi les bienfaiteurs de son siècle.

— Vous plaisantez à votre aise, vous négociant, qui avez, comme si de rien n'était, réalisé vos bénéfices...

—Ah! docteur, je veux être beau joueur, et je vais de ce pas faire dire, à mes frais, aux journaux que votre composition à été enlevée: cela ajoutera à votre vogue comme praticien, et, du moins, vous rentrerez dans vos déboursés, valeur en fièvres, en fluxions de poitrine, en accouchemens, et en maladies des voies digestives... Ce sera toujours réaliser...

« Cette fois, le libraire fut prophète : Bois... eut promptement une clientèle nombreuse et choisie, à cause de son livre, que personne n'avait lu... Voilà ce que peut le savoir-faire ; mais vous voyez en même temps, messieurs, ce que la faconde laudative des journaux est aux succès réels de la librairie. »

Toute la joyeuse réunion doctorale, qui sablait en ce moment le champagne, applaudit le conteur comme on applaudit Pellegrini après un *aria*, ou mademoiselle Taglioni après *une entrée*. Un seul convive refusait de joindre ses acclamations à celles de la société : son visage était grave, même un peu rechigné ; le sourire n'aurait pu y naître... Ce convive, c'était le docteur Miq..., l'un des rédacteurs de la *Gazette de Santé*, anti-broussaïste intrépide, qui n'avait pu s'égayer des anecdotes de son jeune collègue, parce que c'était, disait-il, un *hérésiarque*, c'est-à-dire un partisan de M. Broussais...

« Voyez si j'ai pu faire rire notre confrère Miq...., reprit joyeusement l'aimable conteur; ce n'est pourtant pas faute de gaîté ; car il y en avait hier à foison, et de bien bon aloi, dans un article fort spirituel, que notre cher rédacteur a fait à propos d'une brochure de l'empirique Audin-Rouvière, intitulée *Plus de sangsues*. Pour me réconcilier avec le collègue, il faut que je lui dise que moi, partisan connu des sangsues, j'ai pourtant acheté le pamphlet en question, et d'honneur je croyais y trouver des argumens d'opposition politique, tant le docteur Miq... s'était appliqué, et pour cause, à ne pas faire connaître l'ouvrage qu'il louait. *Plus de sangsues* ! Vous concevez, messieurs, à l'aspect de ce titre et du formidable point d'exclamation qui le suit, on porte spontanément la main à sa bourse, et l'on en tire le modeste prix d'une brochure à laquelle semblent se rattacher des myriades d'espérances. *Plus de sangsues* ! qui ne croirait, à ce mot d'ordre de l'insurrection, voir s'élever l'aurore bénigne du dernier jour des insectes, de toutes formes, de toutes couleurs qui nous dévorent? Pour moi j'ai cru trouver, sous la couverture de l'ouvrage, *le Libera* de ces honnêtes monarchistes dont le dévouement s'exalte, le 30 de chaque mois, aux caisses de la liste civile. Il me emblait que l'auteur allait nous débarrasser de es bons *sinécuristes* qui, pendant toute la du-·ée d'une session législative, perçoivent sur les unificences ministérielles, exercées, comme 'ous savez, sans bourse délier, mille petites ubventions, soit en espèces sonnantes, soit en ourses dans les colléges, soit en truffes du érigord. Je me flattais déjà de voir au néant les xigences des militaires sans états de services; es pasteurs, comme M. l'évêque d'Hermoolis, dont les troupeaux infidèles paissent en 'gypte ou en Syrie; des révérends pères qui eulent à toute force jeter sur notre siècle la obe d'Ignace ou le ceindre du cordon crasseux e saint François... En un mot, je rêvais, grâce l'écrivain qui choisit un titre si tranchant, extinction absolue des moustiques, des ignoantins, des jésuites assortis, des maringouins, des scorpions, des missionnaires, des tarentules, des capucins et autres animaux piqueurs, suceurs, dévorateurs et malheureusement envahisseurs... Point du tout, il ne s'agit nullement de ces diverses espèces voraces... c'est au positif que M. Audin-Rouvière (le docteur Miq.... approuvant) nous parle dans son écrit accusateur... Les ennemis qu'il voue à l'indignation publique sont, parbleu ! les vraies sangsues..... Il faut, messieurs, pour vous donner une juste idée de la colère du docteur *anti-broussaïste,* suivre la féconde nomenclature d'épithètes qu'il attache à ces pauvres bêtes, auxquelles on élèverait des autels s'il n'y avait que des apoplectiques sur la terre: ce sont des vers dégoûtans, des reptiles venimeux, de hideux insectes, de sanglans *annélides*. Les partisans des sangsues ne sont pas mieux traités par le Juvénal de la médecine *sanguinolente*, comme il l'appelle ingénieusement : il les qualifie de dangereux novateurs, de cannibales gradés, de doctes vampires; il évoque contre eux les ombres de Vicq d'Azir, de Barthès, de Sydenham, de Stoll, de Boerhaave, de Bichat; puis, accablant le système *exténuant* (retenez bien le mot, messieurs) de tout le poids de l'exemple, notre redoutable athlète cite contre les sangsues un fait terrible.... Interrogez, dit-il, M. *Martainville* *, rédacteur du *Drapeau blanc*: cinq cents de ces vers *dévorateurs* lui ont été appliqués vainement à l'orteil (voyez-vous, messieurs, cinq cents sangsues sur un orteil...); encore, encore, allait s'écrier M. Broussais... Mais on apprit tout à coup que M. Martainville venait de perdre ses honoraires de journaliste... Les sangsues étaient menacées de mourir d'inanition; le père de la doctrine *sanguinolente* n'insista pas.

«Si du moins, s'écrie l'auteur de la brochure, dans son indignation patriotique (M. Miq.... approuvant toujours) si du moins on ne prenait les insectes suceurs que chez nous, passe

* Il faut, pour tout ce qui se rapporte à cette narration, se reporter aux premières années du règne de Charles X : c'est de l'actualité de l'époque.

encore ; mais les sangsues espagnoles, itali
nes, turques, égyptiennes fondent sur no
l'envi... Pour Dieu ! messieurs, si nous dev
être dévorés, soyons-le par des reptiles c
citoyens. » Que conclure de la grande col
du sieur Audin ? Je voudais bien ne pas
plaire à son panégyriste, notre confrère,
présent; mais franchement je crains qu'il
se soit fait le soutien de quelque arrière-pens
d'intérêt personnel. On sait que l'auteur de
Médecine sans le médecin est, et pour cau
le coryphée de la *doctrine humorale*... Li
son pamphlet, il semble y donner rendez-v
à toutes les maladies dans les voies gastriqu
c'est là seulement qu'il faut, suivant lui,
combattre; et s'il se montre si acharné cont
les sangsues, c'est qu'il n'est pas moins e
clusif en faveur des *purgatifs*... Mais je
tais; je ne réconcilierai jamais M. Miq... av
le système Broussais. J'admire d'ailleurs
lumières de notre cher rédacteur; j'estime s
excellentes qualités; et je ne veux pas qu'il di
qu'en ma qualité de broussaïste, je suis to

jours disposé à lui faire une guerre sanglante.»
A ces mots, mon spirituel convive se leva, se rendit auprès du collègue dont il venait d'attaquer les doctrines, approcha de son verre le cône pétillant de champagne qu'il tenait à la main, et la paix fut conclue... Mais le journaliste la fit avec toute la gravité d'un diplomate dont *l'ultimatum* est repoussé.

Puisque je tiens le chapitre de M. le docteur Miq...., il faut que je place ici une anecdote dans laquelle il joue un rôle malheureux ; et l'on verra qu'à cette époque même, quelqu'un le traitait d'une manière plus sanglante que le jeune convive broussaïste. J'avais parmi mes pensionnaires la dame Alb..., veuve d'un libraire de Paris, dont ce même docteur Miq... payait candidement la pension, se persuadant qu'il était le père de l'enfant qu'elle portait. Or, vous allez voir quelle probabilité de paternité l'on pouvait attribuer au docteur. Sa maîtresse ne paraissait chez moi que les jours où son crédule amant lui annonçait devoir y venir; ce qui était rare: le docteur étant l'homme le plus occupé de Paris. Quant au reste du temps à peu près, elle le passait chez un capitaine de je ne sais quelle arme, qui demeurait faubourg Saint-Marceau. Cependant elle venait aussi dans la chambre qu'elle occupait chez moi pour recevoir un secrétaire de M. de Larochefoucauld-Liancourt, jeune homme fort aimable, qui ne l'était pourtant pas assez, aux yeux de la veuve du libraire, pour qu'elle ne lui donnât pas, de bon compte, deux ou trois adjoints co-soupirans. Ainsi, voilà cinq adorateurs au moins enchaînés au char de ma pensionnaire, et chacun se croyait le papa du poupon à venir... C'est une bien heureuse chose que la confiance en pareil cas! Parmi cette escouade d'amans, le docteur seul payait; ce qui n'empêchait pas madame Alb... de dire que chacune de ses entrevues avec lui était une accablante corvée...; c'est l'usage: voulez-vous tuer l'amour et le plaisir, payez-les.

J'étais révoltée de voir tromper si indignement l'honnête médecin qui me soldait, avec une ponctualité exemplaire, la pension d'une femme audacieusement occupée à le tromper. Chaque fois qu'il venait, j'avais la bouche ouverte pour le désabuser sur le compte de l'ingrate créature dont il était épris ; mais cette matière est si délicate... il peut être si cruel d'être brusquement privé d'une douce erreur... Je me rappelais l'incrédulité du cousin de madame Lemon.... touchant les infidélités de cette courtisane, et les paroles expiraient sur mes lèvres. Si un sot avait pu se croire aimé exclusivement, cette opinion semblait mieux fondée dans un homme de mérite.

Néanmoins, un jour que je causais avec le médecin de la maison des désordres de madame Alb..., il condamna ma réserve, et m'assura que c'était un devoir d'instruire son confrère.

« Voulez-vous que je m'en charge? ajouta-t-il.

— Je le veux bien; mais, de grâce, dorez-lui bien la pilule : c'est un si digne homme.

— Ce sont ceux-là qu'on trompe de préférence : la vertu est si malheureuse sur la terre... elle est bien dupe de s'y tenir.

— Si M. Miq.... n'allait pas vous croire... car enfin, doué d'un si bon caractère...

— Allons donc, pour peu qu'il veuille y réfléchir, il verra bien que l'affection d'une femme comme votre pensionnaire Alb.... ne s'en prend ni à l'ame ni à l'esprit... c'est un sentiment à fleur de peau qu'il lui faut, et le docteur n'est pas doué d'un physique à faire des passions... Décidément, je prends un cabriolet, et je roule, cuirassé de franchise, jusqu'au domicile de mon confrère en Esculape... Que diable ! l'esprit de corps est là.

— Comme cela ne vous coûte rien, vous pouvez aisément vous montrer généreux.

— Ah ! voilà de la malice. Au revoir, je pars, et vous aurez bientôt des nouvelles de mon message. »

J'en eus en effet, et j'avais raison de penser que le rédacteur ne croirait pas à la perfidie de sa Dulcinée... Il avait répondu au jeune médecin que le prétendu service qu'il annonçait vouloir lui rendre, était tout naturellement l'effet d'un dépit jaloux, provenant sans doute de ce que madame Alb... s'était soustraite à ses empressemens.

« Soustraite, avait répliqué le jeune homme avec dépit, j'aurais joué de malheur ; car elle ne refuse ses bontés à personne... D'ailleurs, je vous prie de croire que j'ai beaucoup mieux que cela...

— Monsieur, s'était écrié l'incrédule, ce que vous me dites là de madame Alb... est mal, très mal...; ceci achève de me convaincre...

— Et moi aussi, docteur, je suis convaincu qu'il est un dieu conservateur de la bonne foi des.....

— Eh bien ! monsieur, tant mieux, je veux l'être, moi... c'est mon bon plaisir...

— En ce cas, vous devez vous trouver bien heureux... Votre serviteur. »

Le docteur Miq... soutint la gageure ; il ne vint pas même aux informations auprès de moi, durant les quinze jours qui suivirent la démarche du médecin de la maison. A l'expiration de ce délai, le mois de madame Alb... devant finir le lendemain, j'écrivis à son bénévole entreteneur la lettre que voici :

« Ne prenez pas la peine, monsieur, de faire « payer demain le mois de madame Alb...; « elle cessera ce soir d'être ma pensionnaire... « Je puis, je dois même ouvrir un asile à la « faiblesse ; mais je ne soutiendrai jamais le « vice, et je ne saurais estimer ceux qui le « soutiennent. »

La Lucrèce de M. Miq... sortit le lendemain de ma maison ; elle s'établit, dans la même rue, chez une de mes élèves, y fit ses couches et mourut de leurs suites, ou plutôt de celles des hideux déréglemens auxquels cette femme insatiable s'était livrée durant sa grossesse. Les femmes que dominent un tempérament impérieux, ou celles qui trafiquent de leurs charmes devraient bien, durant ce travail mystérieux de la nature qui produit un être dans leur sein, réprimer les emportemens auxquels leur organisme les entraîne, ou modifier un peu leurs spéculations ignobles : elles ne peuvent pas s'imaginer jusqu'à quel point les excès sont alors dangereux... Malheureusement, c'est dans cette situation que la passion est sans frein, et je n'ai pas besoin de dire pourquoi.

D'AUTRES SCÈNES D'INTÉRIEUR.

—

Accouchement dans un éclat de rire.

—

J'AVAIS chez moi, depuis un mois, une dame auteur très connue qui faisait, tant bien que mal, deux romans et un enfant par année. Cette proportion eût changé si la nature s'y fût prêtée le moins du monde : alors notre beauté productive eût fait quatre enfans contre un seul roman : le tout sans le secours de son mari, dont elle était séparée... Mais les lois de la création sont immuables ; il fallait bien que ma romancière s'en arrangeât... Elle avait coutume de passer dans son lit le dernier mois de sa grossesse, durant lequel il lui était impossible de rester ni debout, ni assise, sans provoquer l'accouchement avant terme... Un grand mois couchée! c'était cruel pour une femme dont l'imagination et la personne étaient d'une pétulante vivacité... Au moins si elle eût pu lire... ; mais non, ses yeux participaient de la faiblesse de tous ses organes. Je lisais à son chevet, quand mes occupations me le permettaient. Cependant le moment de la délivrance de cette dame était arrivé; il me sembla un soir que l'accouchement devait avoir lieu dans la nuit; je m'établis dans sa chambre...

« Quel dommage, chère petite, me dit-elle, que vous n'ayez pas un livre...

— Quoi! au moment d'accoucher, une lecture...

— Pourquoi pas?... cela fait oublier les douleurs... Vous n'avez décidément aucune nouveauté sous la main ?...

— Une nouveauté... attendez donc, j'ai mieux que cela : un manuscrit...

— Un manuscrit, ce serait charmant...

— D'autant mieux qu'il sort du portefeuille d'un homme d'esprit... Vous savez, le jeune docteur qui nous raconta, le mois passé, l'anecdote du médecin débutant?

— Ah! cela doit être délicieux... Lisez, ma chère amie, lisez, je vous en supplie, je ne souffre plus... Mais comment ce manuscrit est-il en votre pouvoir?

— Le jeune médecin conteur a dîné aujourd'hui avec nous; son portefeuille est tombé de la poche de sa redingote; j'allais le renvoyer chez lui, mais puisque vous voulez que nous lisions le petit cahier en question, je remettrai ce renvoi à demain matin. »

A ces mots, je passai chez moi, je pris le manuscrit, je revins m'établir auprès de ma pensionnaire, et je lus en tête du cahier : *Les Médecins d'aujourd'hui*.

— Un tableau de mœurs, interrompit la dame auteur; voyons le coloris. »

Je continuai ma lecture :

« Il est déjà loin de nous le temps où les médecins se présentaient au lit des malades, affublés d'une robe noire aux larges manches, l'hermine doctorale sur l'épaule, le bonnet carré en tête... tels enfin que Molière les a accoutrés sur la scène, sans outrer la caricature. Dès la fin du dix-septième siècle, on était revenu de ce charlatanisme grotesque, qui ne prouvait que l'enfance du savoir : car l'ignorance seule a besoin du concours des signes extérieurs. Plus tard, on reconnaissait un médecin à la forme de sa perruque, à sa canne à bec de corbin et au solitaire qui scintillait à son doigt. A cette époque le latin était déjà proscrit, sinon des ordonnances médicales, du moins de la conversation du docteur. Mais comme il s'agissait encore généralement de couvrir le tuf de la science, dans le cours d'une visite, les causeries du boudoir de madame du Deffand étaient reproduites avec art; l'anecdote du jour arrivait ensuite : quelques réputations étaient égratignées, une demi-heure expirait, et le petit écu était acquis au médecin... Heureux quand les discussions politiques de l'arbre de Cracovie ou les victoires de *l'abbé trente mille hommes* venaient au secours du docteur : sa visite pouvait être alors beaucoup moins laborieuse ; d'où il suit naturellement qu'on exerçait avec beaucoup plus de facilité l'art de guérir en temps de guerre qu'en temps de paix.

« Il n'en est pas ainsi de nos jours : les jeunes élèves en médecine ne font plus de cours pour rire ; et quoiqu'ils obtiennent le doctorat fort jeunes encore, cet honneur est le prix d'études longues et approfondies. Destinés à suivre la nature dans tous ses écarts, dans toutes ses anomalies, ils sont initiés à la connaissance de toutes les armes qu'elle offre contre elle-même. La physique, la chimie, la botanique leur sont familières ; praticiens érudits, ils savent demander à chaque règne les remèdes qu'il produit, et combattre les principes par les principes, les élémens par les élémens. Mais surtout ce que les médecins de notre temps savent mieux apprécier et calculer que leurs prédécesseurs, c'est l'usage des moyens moraux. Ce n'est point par des historiettes ou des aventures de ruelle qu'ils cherchent à distraire, à intéresser les malades; mais en excitant ou modifiant le jeu de ces machines vivantes, à l'aide du grand moteur de l'homme: ses passions. Littérateur, artiste, orateur, et, par-dessus tout, homme du monde, le jeune médecin, doué de cet esprit d'observation et d'analyse qui distingue notre siècle, parle de tout avec goût, avec chaleur; il semble s'être dit : Rien ne doit être ignoré de celui qui est appelé à s'armer contre la destruction de toutes les ressources de la création.

« Ne vous arrêtez point à cette mise élégante, quelquefois même recherchée, disons plus, frivole; le docteur de vingt-cinq ans qui s'élance, avec l'agilité d'un danseur, de son léger tilbury, en fredonnant le vaudeville du jour, saura bien retrouver à l'occasion la dignité qui convient à sa profession. Ce n'est pas lui qui, dans une consultation avec plusieurs de ses vieux confrères, discutera d'un ton aigre et criard. Tandis que ces vétérans de l'art se livrent à un emportement contre lequel leurs cheveux blancs n'offrent qu'une trompeuse garantie, le jeune savant, calme au milieu de la discussion, oppose le raisonnement technique aux personnalités offensantes, le langage du savoir à celui de la colère. Il prouve, par des argumens solides, que vieillir ne suffit pas pour acquérir de l'expérience, et que la pratique de quelques années est souvent préférable à une longue carrière mal remplie. Vainqueur, dans ce combat scientifique, des routines surannées, des préjugés scolaires, et de la mort même, qu'une impéritie têtue allait appeler au chevet du malade, le savant en frac à la mode, à la frisure légèrement bouclée, courra de ce champ de son triomphe, au foyer des Variétés, où la bouche d'une jeune prêtresse de Thalie le félicitera du talent qu'il a déployé... au dernier concert.

« Tel est le caractère de cette partie de

notre studieuse jeunesse que sa vocation appelle au secours des infirmités physiques dont notre débile espèce est assaillie. Mais dans un bon système médical, et malgré l'universalité du savoir de ces doctes jeunes gens, il en est peu, je crois, qui tentent d'opérer sur un même sujet deux cures à la fois : celle du corps et celle de l'ame. C'est une innovation calculatrice dont ils laissent tout l'honneur à M. D..., qui compta, dit-on, des grands-vicaires, des missionnaires parmi ses professeurs. On le verra, sans concurrence, porter les cordons du dais aux processions, et laisser tomber, par mégarde, un livre d'heures dans les salons de la cour... Qu'il sacrifie en même temps au dieu d'Epidaure et à saint Ignace de Loyola... à lui permis... : à lui toute la gloire, ou plutôt tout le profit des dignités, des baronnies, des rubans bigarrés... Ce n'est pas que les bons pères de Montrouge n'aient tenté de généraliser la médecine apostolique, par l'organe du professeur Boug..., et sous la protection des sabres de la gendarmerie ; mais cette tentative n'a point été heureuse, et l'on peut affirmer que si les médecins reprenaient un jour la robe, ce ne serait pas la robe courte. »

— Charmant! charmant! interrompit la dame auteur; l'homme aux cordons du dais, qui laisse tomber son eucologe dans les salons de la duchesse d'Angoulême, je devine son nom: voulez-vous que je l'écrive, entre parenthèses, au bas du feuillet?

— C'est inutile... Et les douleurs, où en sont-elles?

— Hein! que dites-vous? les douleurs... Ah! c'est vrai... je suis sur le point d'accoucher... mais je crois que cela ira encore quelque temps... Continuez, je vous prie... » Je continuai :

« Mais quel travail de l'esprit humain s'est jamais arrêté juste au point normal? quelle œuvre de la pensée n'a pas excédé les limites de la sagesse? La vieille médecine avait pour bagage ses ridicules robes, ses perruques, son latin, son hermine; la médecine moderne a la manie de tout expliquer... Voyez le baron

Cuvier, avec ses restaurations d'espèces anté-diluviennes... Voici une ingénieuse boutade inspirée à un de mes amis par cette prétention de reconstituer une nature pulvérisée, avec les atomes qu'elle a laissés : je veux encadrer ce croquis malin dans cette page de mœurs ; puisse-t-il prouver que la science elle-même devient burlesque, lorsqu'elle dépasse le but où la raison lui sert d'appui. Je copie :

« M. le baron Cuvier nous promet la géologie de Paris, dans un recueil savant à la portée de gens du monde * ; voilà qui va bien : l'honnête Parisien sera charmé de savoir sur quel sol luit son éclair de vie. C'est, par ma foi, le plus philosophique des projets que celui d'analyser les couches, les gisemens, comme disent les géologues, de ce détritus de végétaux, de minéraux, d'animaux que nous foulons dédaigneusement aux pieds, nous autres mortels indoctes et légers. Là dorment, pulvérisés, quartzeux, fossiles, que sais-je ? Le génie, la

* M. Cuvier avait en effet promis ce travail à l'éditeur du livre des *Cent-et-Un*.

beauté, la grandeur, la puissance, confondus avec les débris d'une végétation éteinte, avec des restes d'animaux maintenant inconnus, avec les os géans du cétacée, égarés sur les monts de Lutèce, par un des mille déluges que l'histoire, née d'hier, n'a pu mentionner.

« Hommes, quadrupèdes, poissons, volatiles, serpens, substances jadis animées qui roulez aujourd'hui, poussière insensible, mais non pas inféconde, poussée par la pelle ou la charrue; races pétrifiées qui retentissez sous le marteau du carrier, relevez-vous à la voix du savoir: Pline l'ancien n'est point enseveli sous les ruines de Pompeï; le voilà qui s'avance pour vous restituer vos formes, broyées parmi les vestiges des âges. Restaurateur ingénieux, il va rebâtir vos charpentes osseuses avec la plus petite de leur parcelles; car M. Cuvier remplace une phalange par une probabilité, un tibia par une hypothèse, une côte par une supposition, un fémur par une analogie, une vertèbre par un trait de crayon officieux... Enfin, pourvu que les mâchoires subsistent, l'éléphant colossal, l'hippopotame monstrueux, le caïman désormais étranger à nos climats, se dressant au son de la phrase enchanteresse, secouent le sable ou la glaise pour se montrer à nos yeux surpris, ou plutôt à notre imagination conquise.

« Pourquoi faut-il que la science elle-même, et quoi qu'il lui en coûte, reconnaisse des limites ! qu'il eût été glorieux au Pline moderne de distinguer, à travers ces vestiges, non seulement les restes humains, mais encore les signes de ces dignités qui furent la chimère de tous les temps, de tous les hommes, même de M. Cuvier !... Que sait-on ? le raisonnement pourra peut-être, quelque beau matin (toujours à l'aide de mâchoires), nous faire adopter aussi ces distinctions, et admirer des vanités fossiles. Même sans le secours des ossements, ne pourrait-on pas offrir le marbre blanc, aux veines bleues, pour des reliques de la beauté ; le feu volcanique pour le principe igné des poètes ; l'or pour le résidu des savants illustres, qui, non plus que lui, ne sont pas exempts d'impuretés?... Ah ! si cet heureux système était une fois admis, quelle puissante ressource ménagée à la science ! quelle source nouvelle de faveurs jaillirait d'une classification courtoise, qui ferait de la dépouille des rois le principe des pierres précieuses, du diamant sans tache, eux dont la vie souveraine est si souvent tachée ! Vienne ce nouveau progrès, et la géologie aura fait faire un pas immense à l'ambition de ses adeptes... Interrogez-les, ils vous diront que la fortune n'est hétérogène dans aucun pays ; que ses présens ne sont déplacés dans aucune table systématique, et que le feuillage verdoyant qui court sur l'habit d'un académicien n'exclut pas la broderie scintillante du ministère.

« Quant à nous modestes observateurs de la surface du globe, bornons-nous à examiner les insectes, plus ou moins gros, plus ou moins agiles, plus ou moins luisans, qui s'agitent aujourd'hui sur la poussière à laquelle ils se mêleront demain. Etudions leurs tours de souplesse, leur course sur la proie convoitée ;

leurs petites fourmillières, qu'ils appellent les sociétés; leurs imperceptibles essaims que l'on nomme des armées formidables; l'exhaussement sur pates de ces animalcules si plaisamment qualifiés de grands; le bourdonnement risible honoré du titre de renommée; enfin cette fumée d'un brin de paille brûlé, que l'on prend pour la gloire... Certes! l'examen n'aura rien de consolant; mais il sera plus utile encore, en vérité, que le tableau hypothétique, pour ne pas dire fantastique, des gisemens. Et si la grande lumière que notre époque répand sur la géologie est réfléchie par les siècles à venir, les naturalistes d'alors, en étudiant le détritus de nos générations, seront libres d'innover à leur tour : peut-être classeront-ils les poètes parmi les feux follets, les hommes d'état parmi les caméléons, les courtisans parmi les reptiles, les grands seigneurs parmi les paons, les amans parmi les oiseaux de passage.... Mais les dames de Paris, ah! si quelque tremblement de terre allait les surprendre une nuit dans l'attitude où elles se trouveraient, et les livrer, fossiles, à l'étude des générations d'un autre temps... par bonheur les portraits des maris ne seraient plus là.

« Il y a toutefois une chose qui m'inquiète quand je songe aux doctes restaurations d'espèces qu'imaginent et qu'imagineront les Cuviers présens et futurs...: cette chose, c'est l'arrêt final de la vallée de Josaphat... Jugez, en effet, dans quel embarras pourra se trouver le père éternel, pour reconnaître les êtres créés par sa voix, si, pour revêtir leurs anciennes formes, ils s'en rapportent à la science, et si la science s'est trompée. Vous conviendrez qu'il serait, par exemple, disgracieux à mainte jeune dame du beau monde de reparaître avec le joli buste d'une femme, et le pied fourchu d'une chèvre; à un mari de se montrer au tribunal divin, portant la tête d'un buffle; à un savant, si bien inspiré de son vivant par les mâchoires, d'être affligé alors d'une tête d'âne; à un homme d'état, d'avoir fichée au bout du cou la hure d'un esturgeon; enfin à un député ministériel de produire le chef ignoble d'un de ces porcs du Périgord, si habiles à déterrer les truffes... Voilà pourtant quelle désagréable conséquence peuvent amener les aberrations de la science... et d'honneur, pour ne pas risquer d'être abusé lui-même par ce salmigondis de membres fourvoyés, le souverain juge fera bien de numéroter à l'avance toutes les pièces constitutives des individus qui, obéissant à l'appel de la trompette, doivent comparaître devant lui au jugement dernier. »

Depuis la folle réflexion qui terminait l'opuscule du jeune docteur, la dame auteur avait été saisie d'un fou rire inextinguible, et cette convulsion d'hilarité m'inquiétait un peu, dans la situation où se trouvait ma pensionnaire. Quand les muscles de son visage cessèrent d'être contractés, je lui demandai comment elle se trouvait...

« Je le trouve enchanteur, répondit-elle, on n'a pas plus d'esprit... je donnerais dix louis pour connaître ce jeune médecin.

— De grâce, répondez-moi, c'est à votre situation que je pense...

— Ma situation ? Eh bien !... tenez, tenez, c'est fini...

— Tudieu ! c'est affaire à vous, chère dame, accoucher dans un éclat de rire... Le trait est inédit... »Et je me hâtai de procéder à ce qu'il faut faire en pareille circonstance...

L'année suivante, la dame auteur revint chez moi dans la même situation... Je lui fis encore des lectures ; et à propos de cela, elle m'avoua que le jeune médecin, auteur du tableau de mœurs que je lui avais lu l'année précédente, était le père de l'enfant dont elle allait bientôt devenir mère.

ASSISTANCE VII.

—

Le Nouveau Sargines.

—

Voici un fait dont l'art des accouchemens pourra profiter; c'est pour cela que je le rapporte : mais je doute que nos docteurs septuagénaires y trouvent leurs compte ; on verra bientôt pourquoi. Une dame était venue me consulter sur la question de savoir si, après avoir mis son enfant au jour chez moi, elle pourrait retourner immédiatement à son domicile. Je lui avais répondu que ce trajet, à pied ou en voiture, ne serait pas sans quelque danger ; qu'en pareil cas il était prudent de se faire transporter dans une chaise. « Cependant, ajoutai-je, en marchant tout doucement et avec précaution, j'espère qu'il ne vous arrivera rien. »

Quinze jours après, je la vis entrer le matin, comme j'étais occupée à faire disposer un appartement pour une pensionnaire. L'accouchement était si près de s'opérer, que je n'eus pas même le temps de faire passer cette dame dans une autre chambre... On apporta en toute hâte un matelas, un lit de sangle, un oreiller ; ma cliente se jeta sur le lit... elle y posait à peine qu'elle accoucha d'un garçon. Je n'avais rien sous la main : je voulus m'élancer dans une autre pièce pour y prendre du fil, des ciseaux, tout ce qui est nécessaire en ce moment... Ma bonne, en sortant, venait, par inadvertance, de nous enfermer à clé... J'appelle, je crie, personne ne m'entend... Je reviens à l'enfant... je le trouve violet : encore quelques instans et la pauvre petite créature va mourir d'apoplexie... A cet aspect je n'hésite plus, je tranche le cordon ombilical avec mes dents, et je sauve ainsi la vie à l'être qui allait la perdre lorsqu'à peine il l'avait reçue. Puis, afin qu'il ne mourût pas par une cause opposée à celle qui allait le tuer, c'est-à-dire d'une hémorrhagie, je déchirai l'ourlet de mon mouchoir, et m'en servis pour lier le cordon. Vous voyez maintenant pourquoi le moyen indiqué ne saurait être profitable à un accoucheur septuagénaire.

Alors un monsieur, qui venait me demander une adresse, tourna la clé, et nous délivra. Je fis succéder une ligature solide à l'expédient provisoire que j'avais employé, dans mon embarras, et, au bout d'une heure, la dame que je venais d'accoucher fut en état de retourner chez elle.

Tandis que j'achevais de l'arranger avec précaution, afin de rendre le trajet qu'elle allait faire le moins dangereux possible, elle me raconta qu'elle était veuve, qu'elle tenait un hôtel garni, et qu'il lui importait de cacher son aventure à un fils de quatorze ans qu'elle avait... « Une de mes amies, qui habite la province, continua-t-elle, m'envoya, l'année dernière, son fils, âgé de dix-sept ans, qui venait à Paris pour étudier en droit... Sa mère me le recommandait, comme on recommande un enfant chéri : les précautions qu'elle me chargeait de prendre se rapportaient surtout aux femmes... Je le pressentis à cet égard avec adresse; il ne me comprit pas d'abord; puis il me comprit trop... vous devinez le reste. »

Je donnai par écrit à l'institutrice du nouveau Sargines l'indication de ce qu'elle devait faire, et du régime qu'elle avait à tenir. Elle descendit lentement mon escalier; ma bonne la suivit de loin, dans la rue, pour être à même de la soulager en cas de faiblesse. Mais il ne lui en survint point... Je crois encore voir cette bonne dame, un cabas sous le bras, comme si elle revenait du marché...

Ma maîtresse d'hôtel garni me raconta, dans une visite qu'elle me fit quinze jours après ses couches, qu'en rentrant, le jour de l'événement, elle avait dit s'être trouvée mal en route, et qu'elle s'était couchée.

« Mais vous ne savez pas ? ajouta-t-elle, je suis indignée contre mon petit fripon d'élève en droit : c'est un serpent, un aspic, que j'ai réchauffé dans mon sein.

— Comment donc cela, madame ?

— J'espérais l'avoir assez effrayé des dangers que l'on peut courir dans un commerce imprudent avec certaines femmes.....

— Et vous l'aviez prémuni contre les nécessités d'y recourir.

— Vous savez mieux que personne, ma chère dame, ce qu'il m'en a coûté.

— Sans doute, et je crains bien que tous vos frais ne soient pas faits...

— Détrompez-vous... C'est fini ; je ne veux plus entendre parler de ce petit perfide. Imaginez-vous qu'hier, j'entre dans sa chambre, et je le trouve avec ma bonne dans une situation...

— Ah ! madame, si, comme on a coutum de le dire, les absens ont tort, en amour il ont tort trois fois. »

ASSISTANCE VIII.

—

L'Enfant du Bal.

—

La musique des fêtes retentissait ce soir-là chez moi; on y entendait les rires bruyans de la gaîté; douze ou quinze personnes des deux sexes que je réunissais avaient dit: «Maintenant le plaisir; à demain les affaires.» On venait de terminer un bâtiment au fond de ma cour; il n'était point encore habité, et nous avions fait transporter dans une salle du rez-de-chaussée piano, violons, table, rafraîchissemens, etc. On dansait, on faisait de l'harmonie; la soirée s'écoulait joyeuse et rapide. Vers onze heures, un jeune homme de la société, qui était sorti un instant, s'avança en riant vers moi, lorsqu'il rentra.

« Embrassez-moi, me dit-il, pour la bonne nouvelle que je vous apporte..: on vous amène, dans une jolie voiture, une impératrice au moins.

— Je vous promets de me laisser embrasser, répondis-je avec la même hilarité, si c'est une simple princesse du sang.

— Sérieusement, on vous demande, reprit mon convive.

— J'y vais. »

Ce n'était, comme on le pense bien, ni une majesté impériale ni même une altesse, mais une jeune personne de haute condition. Elle venait d'accoucher dans un bal, au milieu d'une assemblée de sept à huit cents personnes, et en présence de ses parens... Jamais, peut-être, événement aussi scandaleux ne s'était vu dans un cercle de Paris, et je suis sûre qu'un pareil épisode manque aux fastes de ce dix-huitième siècle que la cour de Louis XV avait fait si dissolu.

La mère de la jeune accouchée s'était enfuie du salon où cette catastrophe venait d'arriver, indignée, pourpre d'humiliation... Elle avait déclaré qu'elle ne reverrait de sa vie une fille qui déshonorait sa famille illustre... Et au moment où l'on amenait chez moi la pauvre enfant, cette même mère, livrée à d'affreuses attaques de nerfs, était tenue dans son lit par quatre personnes. Celles qui conduisaient ma nouvelle pensionnaire étaient son beau-père et une jeune dame de la société. Celle-ci tenait, enveloppé dans son habit de bal, l'enfant entré si malencontreusement dans ce monde. La demoiselle venait d'accoucher au terme de sept mois : accouchement déterminé par l'étreinte extrême de son corset, qui pressait l'abdomen des côtés et surtout du haut en bas.

Trois jours à peine s'étaient écoulés lorsque la dame qui avait accompagné notre jeune mère vint me prévenir que, suivant l'avis qui lui était parvenu, la mère irritée, la mère aux attaques de nerfs, devait, ce même jour, venir faire une scène à sa fille.

— Madame, répondis-je, cela ne sera pas.

— Tenez, tenez, je crois que je l'entends; faites-moi sortir par une porte détournée; je ne voudrais pas, pour tout au monde, qu'elle sût que je vous ai prévenue... elle m'arracherait les yeux...

— Quelle femme! et elle est de qualité.....

— C'est une marquise...

— Je n'en fais pas mon compliment à la noblesse... Mais entrez dans mon cabinet, ajoutai-je en ouvrant la porte de cette pièce, vous y trouverez une seconde porte donnant sur le carré.

—Adieu, madame; surtout ne laissez pas voir la pauvre enfant à cette mère furieuse. »

Je refermais la porte de mon cabinet quand la marquise entra.

« Madame, me dit-elle avec hauteur et sans m'avoir saluée, je viens voir ma fille.

—Madame, répondis-je froidement et en indiquant de la main un fauteuil à la marquise, je suis fâchée de vous refuser, mais vous ne verrez point cette jeune personne... Vos intentions me sont connues ; vous me permettrez de ne pas vous montrer une complaisance dont vous pleureriez plus tard les funestes conséquences.

— Quoi ! vous osez.....

— Oui, madame la marquise, j'ose, moi qui ai tout mon sang-froid, m'opposer à la démarche furieuse d'une mère qu'aveugle un ressentiment, juste dans sa cause, mais qui, porté à l'excès dont je lis l'expression dans vos yeux, deviendrait cent fois plus coupable que la personne qui l'excite.

—Cessez, madame, cessez de me retenir ; je vous répète que je verrai ma fille... Je le veux, et je vous ordonne de m'ouvrir son appartement...

— Ce ton impérieux peut faire trembler vos laquais, répliquai-je avec l'imperturbable flegme que je m'étais proposé de garder ; mais je vous ferai observer que je suis chez moi, et que je n'y reçois d'ordres de personne... Votre fille est dans le plus fort paroxisme de la fièvre de lait, vous connaissez le danger d'une impression violente dans un pareil moment, et je ne pense pas, après tout, que vous veniez avec le projet de faire mourir la malade...

— Quelle meure! quelle meure! s'écria la marquise d'une voix retentissante...Que m'importe, ou plutôt ne m'importe-t-il pas que la terre ensevelisse, avec cette infâme créature, le sujet d'une honte sans cesse renaissante pour sa famille?... Mais ne voyez-vous donc pas qu'elle la traîne dans la fange sa famille.... qu'elle l'attache, pantelante de déshonneur, aux poteau de l'opinion?...

— Calmez-vous, madame; tout ce que vous venez de me dire appartient au langage de convention : tissu sans consistance de préjugés et de vaines déclamations, qu'on voit s'évanouir au moindre examen du bon sens et de la saine raison... Votre famille déshonorée! et cela pour la faute d'une fille sans expérience, qui certainement n'a pas eu le sentiment de cette même faute, et qui, conséquemment, n'est pas coupable elle-même... Non, madame, elle n'est pas coupable... Le vice est fils de la réflexion, et l'on ne réfléchit pas à seize ans : le pied glisse sur le bord d'un précipice que la jeunesse ne sait pas apercevoir... on tombe... et quelle chute peut être considérée comme un crime ?... Et vous voulez qu'une faute dont la destinée seule est coupable, rejaillisse sur la famille de celle qu'on ne peut accuser que par une fausse application des susceptibilités sociales ? D'ailleurs, depuis quand, madame, l'opinion peut-elle sans folie diffamer une famille pour le délit, pour le crime même d'un de ses membres?...Le déshonneur, pourvu d'une vertu électrique, court-il, fluide subtil, dans tous les embranchemens d'une race ? Le père, la mère, qui pleurent sur la flétrissure de leur enfant, seraient donc tout à la fois punis par un chagrin et par un châtiment ? Non, non, madame, toute faute est personnelle... Ni les lois divines ni les lois humaines n'atteignent ainsi collectivement : elles ne frappent que les individus; partout où elles sévissent, il y a crime ou participation au crime. Quant aux arrêts frivoles du monde, il faut les mépriser, comme toute accusation qui ne repose pas sur les principes de l'équité... car elle seule fait les coupables.

« Vous regrettez un mariage avantageux manqué.... Hélas! madame, avantageux! c'est bientôt dit... cela signifie, sans doute, qu'il y avait en perspective beaucoup d'or, des terres, un état de maison, un titre pompeux peut-être...: parure brillante de la servilité du ménage, mince pellicule d'or, qui devait couvrir une chaîne peut-être accablante... On est au moins imprudent quand on regrette pour sa fille l'occasion d'une mise à cette loterie, où les bons lots sont si rares. Eh bien! votre enfant restera avec vous; vous n'aurez pas à subir le partage de sa tendresse... : cette tendresse sera doublée même, par le sentiment profond qu'elle aura des tourmens qu'elle vous coûte.

«Monsieur votre fils est marié, et vous ne l'avez

pas vu depuis six mois : je sais que cette sorte de délaissement vous afflige. Vous aviez cru que la tendresse filiale et l'amour conjugal résidaient dans des régions distinctes du cœur, et que ces deux affections ne pouvaient se nuire mutuellement... C'était une erreur... L'une refoule nécessairement l'autre, quelquefois même elle la désempare... Et, convenez-en, madame, les plus anciennes impressions sont rarement les plus impérieuses. Vous n'avez point à redouter cette chance, si cruelle pour le cœur d'une mère, avec votre fille... Son amour n'aura pas à dévier du sentier que la nature lui a tracé.

« Promettez-moi donc, madame la marquise, poursuivis-je avec chaleur en voyant des larmes rouler dans les yeux de cette femme naguère si irritée, promettez-moi de ne pas affliger cette chère enfant par des reproches au moins inutiles. Efforcez-vous plutôt de gagner sa confiance, ainsi que je l'ai fait, et, comme moi, vous saurez d'elle-même par qui elle est devenue mère... Qui sait, ajoutai-je avec une intention marquée, peut-être apprendrez-vous que c'est par votre imprudence qu'elle a glissé dans le précipice au fond duquel vous vouliez tout à l'heure l'écraser! »

Icï la marquise se leva, vint à moi avec calme, et me serrant la main, elle me dit:

« Oui, oui, vous avez raison, madame, ma fureur était aveugle, et je crains bien d'avoir, en effet, à me reprocher une imprudence, que je me rappelle maintenant. Venez, conduisez-moi vers ma fille; je vous promets, je vous jure de ne lui adresser aucun reproche...

—Je vais vous satisfaire, madame la marquise; mais souffrez qu'auparavant je prévienne la malade. Une brusque entrevue, même avec les nouvelles dispositions que vous montrez, ne serait pas sans danger.

—Allez donc, et ne tardez pas... Ce n'est plus un juge irrité qui vous attend... c'est le cœur d'une mère.

—Je reviens à l'instant. »

L'entrevue étant préparée, elle fut calme et mêlée même d'une tendre effusion. La marquise sut que l'auteur de la grossesse de sa fille se trouvait être un jeune homme destiné à l'Ecole Polytechnique, et recommandé au beau-père de la demoiselle. Il était descendu à son hôtel, où il avait demeuré trois ou quatre jours. La chambre habitée par ce jeune homme touchait presque à l'appartement de cette pauvre petite... Elle était bien innocente ; mais le dangereux hôte ne l'était pas, lui... Elle dit ingénument à sa mère : « J'ignorais tout : qu'aurais-je pu prévoir ? »

ASSISTANCE IX.

L'Inceste innocent.

UN jour je reçus la visite d'une dame, amenant par la main une très jeune personne, qu'elle appela sa fille : cette dame me dit qu'elle désirait me parler en particulier.

« S'agit-il, madame, lui demandai-je à demi-voix, d'une communication relative à mon état ?

— Oui, madame.

— Alors, je vais prier mademoiselle de pa ser dans mon salon ; il y a sur le guéridon u fort joli album.

— Non, reprit la dame en souriant, il fa qu'elle soit là : c'est d'elle que je veux vo entretenir.

— Impossible, m'écriai-je, mademoisell n'a pas onze ans.

— Pardon, madame, elle en a douze quatre mois...

—N'importe, ce serait encore un phénomèn dans nos latitudes peu méridionales... et j suis convaincue qu'abusée par certains signe ordinaires aux approches de l'âge nubile...

— Je l'ai cru d'abord ; mais il n'y a pl moyen de prendre le change : l'enfant rem depuis environ un mois, et je la crois encein d'environ six... Oh ! vous pouvez parler cla rement devant elle, ajouta la maman à mo oreille ; elle ne comprend rien : son organisa tion physique a vingt ans ; son esprit n'en que huit. Aidez-moi cependant à savoi comment cela s'est fait ; il est important pour l'avenir, que je prévienne le concours de circonstances qui l'a mise dans cet état. »

Ces dernières paroles avaient été dites à haute voix, sans que la petite mère eût montré aucune émotion ; elle regardait les gravures dont la pièce était ornée, caressait mon chat, et ne paraissait pas prendre le moindre intérêt à un entretien qui la concernait d'une manière si directe. Cette distraction enfantine contrastait singulièrement avec la taille arrondie de ma future cliente. Sa mère l'appela auprès d'elle.

« Répondez, Valentine, lui dit-elle, depuis que nous habitons la campagne, avec qui jouez-vous ordinairement?

— Maman, tu le sais bien, après mes leçons, je vais trouver bonne amie Jeannette, la fille du garde forestier : nous nous amusons à atteler Azor à la petite voiture où l'on me promenait quand j'étais petite ; ou bien je lis à Jeannette le *Magasin des Enfans*...

— Et Joseph, le frère de Jeannette, ne se mêle pas quelquefois à vos jeux?.....

— Oh! non, maman ; il ne sait jouer, lui,

qu'à la bataille, parce que, dit-il, il veut être militaire, comme l'a été son père... Ce garçon-là ne se plaît qu'à tirer des coups de fusil, ce qui nous fait grand'peur : aussi sa sœur et moi nous lefuyons.....

— Et jamais d'autres garçons du village ne viennent vous trouver quand vous jouez dans le parc ?...

— Jamais, maman.

— Et Lucien, le groom du château ?...

— Oh! lui, c'est un domestique, répondit Valentine d'un petit ton hautain qui ne laissait pas d'être justificatif.

— Ah! j'y pense : Gustave, votre frère, est venu cette année passer ses vacances à la campagne; il n'est votre aîné que de deux ans et demi : sans doute il prend part à vos jeux?

— Oui, bonne maman; mais j'aimerais bien autant qu'il s'amusât tout seul : il a toujours des jeux qui font mal.

— Hein! que dites-vous?

— Je dis, maman, qu'il est terrible Gustave. Aux vacances dernières, il m'a poursuivie plusieurs fois dans la grange..... et m'ayant attrapée, il m'a battue, battue... pour rire cependant... mais, c'est égal, il m'a fait bien mal d'abord, et puis.....

— C'est assez, ma fille... Vous voyez, madame, ajouta gravement la mère, me voilà cruellement fixée... Un événement affreux...

— Mais arrivé sous l'empire de la plus candide innocence, au moins du côté de la jeune personne.

— Mon Dieu, je suis assurée qu'il en est de même de son frère... c'est tout à fait un enfant... la nature seule est ici coupable... Mais Gustave ne viendra plus aux vacances chez moi, tant que sa sœur y sera... Ma fille, poursuivit la dame en regardant Valentine avec sévérité, je vous défends de dire un mot de ce qui s'est passé entre vous et votre frère, pas même à Jeannette.

— Ah! mon Dieu, répondit la jeune fille, Jeannette le sait bien, et Gustave l'a battue aussi...

— Comment, que dites-vous?

— Oui, maman, bien sûr, il l'a battue le lendemain, et même deux fois...

— Pauvre enfant! s'écria la mère, si elle allait être dans la situation de ma fille... Je tâcherai de le savoir... Petit scélérat de Gustave, si je soupçonnais qu'il y eût mis la moindre intention... Valentine, vous allez rester en pension chez madame... et, je le répète, gardez-vous d'ouvrir la bouche de ce qui vous est arrivé, ou de ce qui vous arrivera dans l'espace de temps que vous avez à passer dans cette maison.

— Oui, maman; je te promets de me taire...

— Plus tard, mon enfant nous causerons du surplus. »

Selon les appréciations que le médecin de la maison et moi fîmes sur la grossesse de ma très jeune pensionnaire, elle dut se prolonger jusqu'à la fin du dixième mois. Ce phénomène me paraît explicable dans un sujet chez lequel la nubilité n'est point complète, et chez les femmes parvenues à la quarantaine sans avoir eu d'enfans... Jusqu'au moment de sa délivrance, Valentine ne se douta nullement de ce qui devait lui arriver; elle s'étonnait seulement du développement extraordinaire de sa taille, et lorsqu'elle sentait remuer son enfant, elle se bornait à dire: « C'est singulier » Du reste, persuadée, comme toutes les petites demoiselles qu'on laisse dans l'ignorance des secrets de la maternité, qu'on ne peut devenir mère que lorsqu'on est mariée, elle ne s'inquiétait jamais de la manière dont cela pouvait se faire. Durant les quatre mois qui s'écoulèrent jusqu'à ses couches, Valentine habilla sa poupée, joua aux osselets, courut après mon chat, et les douleurs la prirent sans qu'elle se fût doutée le moins du monde de sa situation.

ASSISTANCES X, XI, XII.

—

Diversités.

—

Si je voulais vous raconter toutes les assistances que j'ai données, je vous offrirais des mémoires aussi volumineux que ceux de *Casanova*, et franchement je n'ai pas les mêmes ressources que ce mémorialiste égrillard. Il exploitait tous les vices, dramatisait tous les scandales ; moi, je n'ai à ma disposition qu'un petit coin du champ des faiblesses humaines, et je dois épargner les redites... Ce n'est pas au point où je prends chacune de mes anecdotes que les répétitions peuvent offrir quelque attrait... Je vous dirai donc, par une simple analyse, l'aventure d'une grosse servante joufflue, qui, lorsque je me rendis auprès d'elle, jetait des cris effrayans, et prétendait, du reste, n'attendre que le tribut périodique de la nature. Je m'approchai d'elle, la touchai et lui dis : «Oui, mon enfant, c'est très bien; mais en attendant, ne comprimez plus vos efforts : dans un quart d'heure la nature, ce mois-ci plus généreuse que les autres, vous donnera un gros garçon.» Et la nature ne trompa point mon attente. Je vous raconterai aussi en substance qu'un jour une jolie dame du département des Vosges entra chez moi bien résolument, je vous assure, et me parla ainsi : « Madame, la grossesse sur laquelle je viens vous consulter n'est pas l'œuvre de mon mari; mais c'est sa faute plus que la mienne. Il est beaucoup plus âgé que moi; pourtant je croyais pouvoir l'aimer, et j'en aurais eu au moins l'air, si notre union ne m'eût imposé que des privations. Mais cet homme s'est livré aux plus hideux dérèglemens avec mes bonnes et avec des filles galantes : c'était trop attendre de ma longanimité. J'ai cessé, depuis deux ans, tout commerce avec lui.. Il me bravait : un de nos amis qui venait à la maison me consola... L'esprit de vengeance s'est éteint en moi ; mais aussi le sentiment de la gratitude y est né ; les deux hommes que je voyais chaque jour ont changé de rôle : mon époux est devenu pour moi un ami, et l'ami s'est trouvé substitué aux droits du mari. Il y avait néanmoins dans cette sorte de transaction tacite un point à cacher, et c'est pour cela que, calculant bien mes dates, j'ai voulu conduire moi-même au Havre mon fils aîné, que nous plaçons dans le commerce. Je reviens de ce voyage, et j'ai fait entrer dans mes calculs d'accoucher à Paris en passant. Dites-moi, maintenant, madame, si, sans nuire à l'enfant que je porte, il n'y aurait pas moyen de rapprocher un peu l'instant de ma délivrance. J'ai là-bas une douzaine de domestiques qui me volent; vous concevez qu'il est urgent que je me remette le plus tôt possible à la tête de ma maison.» Je répondis à cette dame expéditive que la nature refusait obstinément de se prêter ainsi à l'esprit de spéculation, et que l'art était sans pouvoir légal pour hâter son travail. Il fallut bien que ma cliente des Vosges attendît; elle accoucha au bout de trois semaines, et retourna dans ses montagnes, provoquer peut-être un danger qui nécessiterait un nouveau voyage. Son enfant resta à Paris, où je fus chargée de payer ses mois de nourrice, sur des fonds déposés chez un avoué.

Je coudrai encore à cette macédoine d'extraits une épisode assez caractéristique de la vie de nos jeunes étudians. Une nuit, un élève en médecine me fit éveiller, et me pria de le suivre dans un hôtel garni de la rue Saint-Dominique-d'Enfer, pour accoucher une demoiselle de sa connaissance, dont les douleurs avaient commencé. Je me fis accompagner par ma bonne, et nous marchâmes. « Cette demoiselle est ma maîtresse, me dit en chemin le jeune homme ; j'avais toujours cru pouvoir l'accoucher moi-même, et j'en suis en effet capable. Mais aujourd'hui que l'instant est venu, je me sens atteint d'un tremblement qui paralyse toutes mes facultés, et je crains d'ailleurs de perdre la tête au moment décisif. » Arrivés à l'hôtel, mon conducteur et moi nous glissâmes dans la petite chambre de la demoiselle avec la légèreté de deux sylphes, et jugez si les précautions étaient nécessaires. Cette chambre, prise sur celle de la mère de notre malade, n'en était séparée que par une mince cloison... Pauvre petite ! concevez-vous ses angoisses ? Quel martyre!...quelle cruelle compensation!.. Les cris de l'accouchée furent comprimés, ceux de l'enfant, quand il vint, étouffés ; nul bruit inaccoutumé ne se fit entendre... Il est à croire qu'avec le nouveau-né, que j'emportai sous mon manteau, disparurent tous les témoignages de cette aventure, et que la mère n'en eût pas le moindre soupçon. Je n'ai jamais revu l'accouchée, où plutôt je ne l'ai jamais vue; car je l'avais accouchée à tâtons, et n'ai pas la moindre idée de ses traits. Quant à l'élève, j'ai su qu'un mois après l'événement, il quitta l'hôtel, y abandonnant celle qu'il avait rendue mère, comme la commode, comme le lit dont il s'était servi dans cette maison... Nos jeunes étudians classent assez volontiers leurs maîtresses parmi les objets de mobilier.

SCENES D'INTÉRIEUR.

Heureuse révélation.

Une demoiselle me vint un jour de je ne sais où : le mystère est un livre dont certains feuillets restent scellés. M. Duroche et quelques jeunes gens de ses amis dirent en voyant cette pensionnaire : « Ce fut un mortel heureux que le père de l'enfant à venir. » Elle était bien discrète la jeune personne que je mets en scène : elle n'eut point de confidente parmi les dames qui se trouvaient chez moi Quinze jours après ses couches, elle entra dans ma chambre, et, plaçant devant moi une bourse assez ronde, elle me dit : « Je retourne au lieu d'où je suis venue ; daignez prendre soin de mon enfant ; jamais l'argent ne manquera pour cela. » Elle partit.

Durant dix-huit mois je reçus avec exactitude les sommes nécessaires à l'entretien de l'enfant ; puis je fus trois mois sans rien recevoir. Il m'était arrivé souvent, à la suite d'une exactitude semblable à celle que l'inconnue avait montrée, d'être contrainte de placer les nourrissons aux Orphelins, après avoir payé plusieurs mois de ma poche. Rien d'ardent comme l'amour maternel de mes clientes ; rien, en général, de moins constant... Je commençais à prendre de l'inquiétude sur les intentions de ma beauté mystérieuse, lorsqu'un matin un commissionnaire m'apporta une petite boîte remplie d'or, avec cette seule inscription : *Ceci est pour mon fils!.....* Je me rappelai sur-le-champ l'écriture de mon ex-pensionnaire, car souvent elle s'était amusée à copier des vers, des passages de roman pendant son séjour dans ma maison. J'inscrivis sur mon registre la somme reçue pour le compte de cette dame, et je vis les mois de nourrice du demi-orphelin assurés pour quelque temps.

Peu de semaines après cet envoi, un monsieur en deuil, tenant plusieurs lettres à la main se présente chez moi : « Connaissez-vous cette écriture? » me dit-il après un bref préambule, en me montrant plusieurs lettres. J'aurais pu lui répondre affirmativement, sans hésitation : les lettres qu'il me présentait étaient de la même main que l'adresse écrite sur la petite boîte apportée par l'exprès ; mais je m'inspirai alors du premier devoir d'une sage-femme, et je répondis :

« Monsieur, je puis avoir vu déjà ces caractères ; mais je ne m'en souviens pas...

— C'est très bien, madame ; mais veuillez m'écouter. Cette écriture, poursuivit l'étranger en pleurant, est celle de ma femme ; je l'ai perdue il y a trois jours, et vous allez voir que je suis bien informé de ses rapports avec vous. Quelque temps avant sa mort, elle me dit : « Il y a bien long-temps, mon ami, que je n'ai touché de l'or ; tu serais bien aimable de m'en apporter là, sur mon lit; mais j'en veux voir beaucoup... beaucoup, entends-tu? » Ce désir singulier, cette manifestation cupide, de la part d'une femme aussi désintéressée qu'on peut l'être, me sembla un étrange effet de sa maladie...

— Eh bien! mon enfant, lui répondis-je vaguement, je t'en apporterai de l'or...

— Mon Dieu, monsieur, me dit sa garde-malade, peu d'instans après cette singulière demande, je ne sais vraiment ce que madame veut faire d'argent; car elle en a déjà sous son oreiller, qu'elle cache même avec beaucoup de soin.

« Ce rapport excita ma curiosité : j'épiai la malade pendant plusieurs jours, et je la vis mettre environ cinquante pièces de vingt francs dans une petite boîte, qu'elle cacheta ensuite, puis elle la plaça sous son chevet. Le lendemain, au moment où j'étais à table, ma femme envoya mystérieusement chercher un commissionnaire sûr; sa garde, chargée de cette commission, sous le sceau du secret, et discrète comme toutes les femmes de son état, me révéla d'abord ce qu'elle allait faire; après quoi, elle obéit fidèlement à sa commettante. Caché dans une garde-robe, j'entendis la malade donner exactement votre adresse; j'avoue que ma curiosité fut plus vivement piquée, surtout par l'indication de votre profession. Je suivis le commissionnaire; je le vis entrer chez vous... Et comme j'avais entendu ma femme répéter plusieurs fois, en écrivant sur le couvercle de la boîte, «Ceci est pour mon fils», vous concevez, madame, que je ne puis tenir de vous qu'un complément d'information....

— Ainsi, monsieur, murmurai-je à demi voix, vous savez.....

— A peu près tout, reprit avec feu le mari de feue ma cliente, et vous pouvez sans crainte m'apprendre le peu que j'ignore. Je ne suis point un homme ordinaire, et vous en allez juger par le récit candide que voici.

« Il y a quatre ans environ, je fis connaissance de l'épouse que je pleure ; je la demandai en mariage au tuteur qui administrait alors sa fortune, mais qui ne dirigeait pas ses volontés... elle me refusa. Ce fut pour moi un coup terrible, car je l'adorais ; et d'ailleurs, vers l'origine de nos entrevues, elle m'avait fait concevoir plus que des espérances..... Je ne savais même comment expliquer ce que j'étais véritablement autorisé à regarder comme un changement : Emma (ainsi s'appelait ma pauvre défunte) n'était ni capricieuse ni coquette... Je soupçonnai que quelque passion impérieuse avait effacé de ses traits brûlans, l'impression légère que mes soins avaient produite dans le cœur de cette demoiselle. Peu de temps après le refus qu'Emma m'avait fait de sa main, elle quitta Paris ; elle se rendait, me dit-elle un soir, chez une de ses tantes qui vivait en Normandie.....

« Quelques mois s'étaient écoulés depuis ce prétendu départ, lorsque je vis entrer Emma chez moi. C'était le soir, sa visite eût pu me surprendre ; elle ne me surprit point : je pressentais qu'une grande tempête avait agité la vie de cette jeune fille, et qu'elle cherchait un port. Je ne me trompais pas : « Vous m'avez offert votre main, me dit-elle ; je ne pouvais l'accepter alors... Oh ! non, je ne le pouvais, c'était impossible... Depuis, mes destinées ont changé; n'attendez pas une confidence de moi: elle serait inutile; il ne s'agit nullement du passé, mais de l'avenir... Si vos intentions sont les mêmes, je puis être votre femme : vous avez su, je crois, apprécier mon caractère; de mon côté, je vous sais affranchi de certaines idées plus justes qu'utiles : il me semble que nous pouvons maintenant être heureux ensemble.

— Pourquoi maintenant, Emma? pourquoi pas il y a six mois ?

— Il faut, mon cher Paul, pour que je puisse répondre à cela, que l'expérience de quelques mois ait muri l'opinion que vous pouvez avoir conçue de moi.

— Emma, cette expérience...

— Vous craignez, je le vois, de la payer trop cher.

— Trop cher n'est pas le mot..... c'est trop irrévocablement. Là, convenez avec franchise que les hasards de l'essai ne doivent pas être pour moi?...

— J'en conviens.

— Eh, bien donc, chère enfant, en voulez-vous courir la chance?

— C'est selon...

— Je vais vous paraître exigeant; mais écoutez, Emma, je vous abandonne, tout ouvert, le livre de ma vie.

— Et l'épreuve que vous exigez consiste.....

— A passer trois mois avec moi.... trois mois à compter de l'heure qui court.... C'est beaucoup demander, je l'avoue.... mais, franchement, vous me devez quelques garanties.

— Et vous demandez toute ma personne pour arrhes d'un marché futur dont votre parole est l'unique gage.....s N'importe j'y consens.

— Dans trois mois donc, je vous conduis à l'autel, si... si nous nous convenons réciproquement.....

— Mon ami, me dit-elle avec un regard enchanteur, fermez votre porte et poussez les verrous.

« A trois mois juste de cette singulière convention, j'épousai mon Emma : sa douceur, ses attentions délicates, la noblesse de ses sentimens, me charmaient à la fin du premier mois. Dès ce moment il eût été en son pouvoir de devenir ma femme : ses excellentes qualités avaient racheté les deux tiers de l'épreuve, et je le lui dis.

— Vous êtes bien hardi, me répondit-elle en riant.... Et la dissimulation ?

— Ah ! je ne la crains point de votre part : on peut jouer la comédie avec habileté ; mais il est toujours des lueurs de naturel qui éclairent le fond du cœur, et j'ai lu dans le vôtre.... Cependant il est un point de réserve, ou plutôt de mystère, dans votre vie que j'eusse voulu dévoiler...

— Mon ami, vous sortez de la lettre du traité : je ne vous ai livré que l'avenir...

— C'est vrai...

— Si vous cherchez maintenant une garantie dans le passé, nous ne pouvons être heureux ensemble ; séparons-nous ; je suis dupe à mon tour...

— A votre tour, Emma ! ce mot dit beaucoup.

— Est-ce que votre imagination n'a pas été déjà beaucoup plus loin ?...

— Peut-être ; mais un aveu de votre bouche...

— J'entends, vous avez besoin de voir rougir mon front... Je le répète, séparons-nous, je ne serai point votre compagne, si ma honte est nécessaire à votre satisfaction.

— Ah ! que dites-vous, Emma ? à Dieu ne plaise que j'aie jamais une telle pensée.

« Depuis ce moment, il ne fut plus question entre nous des précédens de notre union d'essai ; mais Emma ne voulut pas retrancher une heure des trois mois stipulés. Du moins je fus ponctuel à l'échéance du délai, comme le porteur d'une lettre de change. J'avais tous les papiers de la demoiselle : je m'étais mis d'avance en règle; nous fûmes mariés à l'expiration du quatre-vingt-dixième jour. J'ai possédé dix mois cet ange, poursuivit en pleurant le monsieur en deuil, et je n'ai pas connu auprès d'elle l'ombre d'une contrariété. Jamais il ne passa sur la terre une femme plus douce, plus aimante, plus digne d'être adorée.... Hélas ! c'est trop peu d'avoir joui dix mois d'un tel trésor, pour le regretter toute ma vie...

— Eh bien ! m'écriai-je, vaincue par les larmes sincères de cet honnête homme, je puis vous en rendre au moins l'image. Oui, monsieur, poursuivis-je avec chaleur, un devoir plus fort, plus utile que la discrétion nécessaire dans ma profession, me détermine à vous dire que madame votre épouse laisse un petit garçon, qui lui ressemble d'une manière frappante.

— Je m'en suis toujours douté ; puis-je voir cet enfant?

— Demain matin, si vous le désirez; je vais le faire venir.

— Je serai ici demain à midi. »

Le mari de la pauvre défunte fut exact; l'orphelin était là : il embrassa avec transport le portrait vivant de celle qu'il avait tant aimée... Il revit souvent cet enfant, s'y attacha, et finit par l'adopter. Cette fois, une sorte d'indiscrétion produisit un heureux résultat.

Emma avait prévu avec habileté l'effet désavantageux qu'eût infailliblement produit la révélation entière du secret qu'elle cachait en partie à son mari. L'honnête homme s'était aisément convaincu que cette jeune personne, trop peu surveillée par un tuteur indifférent, avait été entraînée dans une faute grave.... Mais qu'il était loin de soupçonner jusqu'à quel excès de dégradation Emma pouvait être descendue! je l'appris, moi, six mois après l'adoption de l'enfant, et cela d'une manière fort singulière. La nourrice du petit garçon adopté demeurait rue du Faubourg-Saint-Antoine ; elle venait quelquefois me voir, et se recommandait toujours à moi pour des nourrissons. Un jour elle me dit qu'un homme extrêmement commun s'était présenté le matin chez elle pour réclamer le fils d'Emma, dont il se déclarait le père.

« Le père ? répéta la nourrice, que je vais laisser parler.

— Eh bien! qu'est-ce qui vous étonne donc là-dedans, la petite mère ?... est-ce parce que la maman portait de belles robes de chalis, des cachemires Ternaux ; parce qu'elle avait les mains douces, et qu'elle parlait comme un roman ?... Ça n'empêche pas les inclinations, voyez-vous, et tel que me voilà j'en ai bien rencontré d'autres par-ci par-là... Mais assez causé sur ce chapitre..... Le moutard, amenez-le-moi; les eaux sont hautes pour le quart d'heure. Je vous paie, et j'emporte mon enfant.... il est temps que je commence son éducation.

— A trente mois ?...

— Tiens cette autre! j'en ai pris quelquefois de plus jeunes...

— Dieu merci, répondit avec une sorte d'indignation la bonne nourrice, qui prévoyait de quel genre d'éducation cet homme voulait parler, l'enfant que vous réclamez comme votre fils n'est plus ici; le mari de feue sa mère vient de l'adopter.

— Si c'est vrai.....

— Heureusement pour le pauvre enfant, rien n'est plus certain..... »

— Eh bien! ce brave homme-là peut se flatter d'avoir un bon caractère.... »

Pourquoi ne pas vous le dire tout de suite? l'amant de la charmante Emma, de cette jeune personne élevée dans la première pension de Paris; de cette femme douce, spirituelle, douée d'une ame aussi noble que généreuse; eh bien! son amant, celui que, durant six mois, elle avait aimé jusqu'au délire, c'était un danseur de corde du théâtre Saqui... La nourrice l'avait vu vingt fois s'exercer dans sa profession périlleuse, en gilet écarlate à paillettes, en pantalon de tricot blanc.... Voilà l'idole devant laquelle s'était évanouie toute la dignité d'Emma; faut-il l'ajouter? cet homme avait été le premier infidèle.

Quand la nourrice eut cessé de parler, ah! combien je me félicitai d'avoir assuré l'avenir de l'enfant né de cet amour étrange, monstrueux, inexplicable!... l'acrobate du boulevard venait chercher son fils pour façonner ses petits membres à son déplorable état...: c'était là ce qu'il appelait *commencer son éducation*.

ASSISTANCE XIII.

Le Cataplasme.

APPAREMMENT il est pour les jeunes filles pécheresses, comme pour les ivrognes, un dieu secourable, qui ferme les yeux des surveillans, et surtout les yeux deux fois clairvoyans des mères. Vous avez vu que cette compatissante divinité jetait à pleines mains des pavots sur les paupières de l'hôtesse de la rue Saint-Dominique-d'Enfer, tandis que, d'un pied furtif, je m'introduisais auprès de sa fille; tandis que je l'aidais à créer un orphelin; et cela à six pieds de cette dormeuse obstinée. Voici quelque chose de mieux :

La fille de mon cordonnier était une jeune personne jolie, et par malheur trop accorte : pourquoi faut-il qu'une bonne qualité puisse devenir un excès? Un jour que cette pauvre enfant m'apportait une paire de souliers, je vis que l'action de me les essayer la fatiguait beaucoup. Agenouillée à mes pieds, elle était devenue bien rouge, les veines de ses tempes ressortaient avec effort. Je me doutai un peu de sa situation, qu'elle dissimulait par toute la puissance d'un formidable lacet; et quand elle se releva, les plis multipliés de son tablier achevèrent de me révéler une grossesse, insuffisamment cachée pour mon œil exercé. Je ne sais si mon regard dit à la jeune cordonnière qu'elle était devinée; mais, saisissant avec embarras le bas de son tablier de taffetas noir, froncé à l'extraordinaire, elle murmura en baissant les yeux, et en faisant glisser entre ses doigts l'ourlet de ce vêtement protecteur :

— Hélas! madame, j'étais venue moi-même pour vous confier quelque chose ; mais je n'oserai jamais...

— Il le faut pourtant, ma chère, répondis-je en lui touchant légèrement le côté ; car vous aurez besoin de mon assistance, et cela bientôt.

— Dans huit jours, pas plus tard, et Dieu sait comment je vas me tirer de ce cruel embarras... Dites-moi, madame, si cela m'arrive dans la journée, pourrais-je quitter mon ouvrage sous prétexte d'aller lire chez la voisine ; venir chez vous accoucher bien vite, et retourner à la maison tout de suite reprendre mon ouvrage, comme si de rien n'était ?

— A quelques détails près, répliquai-je en souriant, cela peut se passer ainsi...

— Mais si *cela* me prend la nuit, comment venir ? Je couche dans un cabinet sans croisée, tout près de la chambre de mes parens, et je ne puis sortir du maudit cabinet sans traverser cette chambre. »

Je ne sus que répondre à cela; et à défaut de bonnes raisons, je donnai à la cordonnière dese spérances : il faut abuser les affligés qu'on ne peut consoler autrement.

« La Providence veille, m'écriai-je résolument; vous n'accoucherez pas la nuit!

— Vous croyez?... Il est vrai que c'est durant le jour que...

— En vérité!

— Ah! mon Dieu oui...

— Raison de plus, » ajoutai-je, en consolidant la déception que je venais de hasarder.

La grisette sortit un peu consolée.

Le destin se plut à démentir ma prédiction téméraire : le travail de la petite cordonnière commença le soir, quand ses parens et elle furent couchés. Elle souffrit toute la nuit, non pas en secret : il est un excès de douleur dont il est au-dessus des forces humaines de supporter l'atteinte sans se plaindre. Elle se plaignit donc de coliques affreuses, dont sa mère ne soupçonna nullement la cause. Vers cinq heures du matin, cette bonne femme se leva, fit chauffer des serviettes, que la jeune fille appliquait elle-même; puis la maman retourna faire en toute hâte un cataplasme qui, dit-elle, soulagerait infailliblement la malade... Le topique étant apposé, la mère descendit au magasin pour donner de l'ouvrage à ses bordeuses, encourageant notre jeune personne à souffrir le cataplasme, tout chaud qu'il était.

A peine cette privilégiée du destin fut-elle seule qu'elle accoucha. Elle se saisit alors courageusement de son enfant, le mit sur son sein, et l'y pressait de manière à étouffer ses cris. Mais il ne pleura que faiblement, trop faiblement pour être entendu par une personne qui ne concevait pas l'ombre d'un soupçon. Les dispositions courageuses de l'accouchée étaient terminées quand sa mère rentra, lui apportant une tisane qu'elle venait de faire. La malade se hâta de boire.

« Ma mère, ma bonne mère, dit-elle ensuite,

je me sens beaucoup mieux; je voudrais dormir un peu.

— Bien, ma fille, dors, répondit la cordonnière en fermant les rideaux. »

Tout ce qui arrivait à cette fille tenait du prodige : la boisson échauffante qu'on venait de lui faire prendre, des serviettes brûlantes, et surtout un cataplasme humide, pouvaient causer, dans sa situation, les plus graves accidens. Rien de semblable ne se produisit. A neuf heures, l'accouchée, qui heureusement était délivrée, se lève, s'habille, et met dans un panier l'enfant, tenant encore au placenta. Elle jette un manteau sur ses épaules, descend d'un pied léger, traverse furtivement la boutique, tandis que tout le monde déjeune dans un arrière-magasin très sombre, et s'achemine à grands pas vers la rue J.-J. Rousseau, où j'étais alors établie. Pour comble de malheur, je ne me trouvais pas chez moi; mes domestiques dirent à l'accouchée que je déjeunais chez ma mère. Sans se rebuter le moins du monde, elle se remit en chemin pour venir me trouver... Je vois encore cette fille intrépide entrer dans la salle à manger, et je crois l'entendre me prier, d'une voix calme, de vouloir bien écouter ce qu'elle avait à me dire en particulier. Ma mère passa dans une autre pièce.

« Je suis accouchée, me dit-elle dès que nous fûmes seules, et je vous apporte le cher petit être.

—Votre enfant ! m'écriai-je avec l'accent de l'effroi; mais il doit être mort.

—Non, madame, reprit-elle en découvrant son panier; il est bien gentil... Tenez, regardez plutôt.

Je trouvai en effet cet enfant très proprement enveloppé, et vivant par un phénomène peut-être unique, car le cordon ombilical n'était pas coupé deux heures après sa naissance... Je l'ai dit, la petite créature et le placenta tenaient encore ensemble... Je soumets ce cas aux médecins, comme un fait au moins très rare, et qui peut être le sujet des recherches les plus approfondies.

Je n'ai pas besoin de dire que je me hâtai, et

de couper le cordon ombilical et d'en faire l ligature. Je renvoyai ensuite la mère chez elle lui prescrivis de se coucher en arrivant, d boire de l'eau gommée, et de ne pas quitter l lit avant huit jours, en s'aidant de la coliqu qui l'avait si bien servie, à l'exclusion toute fois du cataplasme.

La fortune se prononçait décidément pou ma petite cordonnière; ses parens ne suren rien de sa grossesse; elle-même l'oublia bientôt quoiqu'elle songeât quelquefois en soupiran au joli petit garçon qu'il avait fallu porter au Orphelins. Une année entière s'était écoulée lorsqu'un soir d'hiver, la jeune personne, so père et sa mère, travaillant à la lampe dan le magasin, virent entrer un ancien ouvrier de la maison, qui l'avait quittée depuis enviro dix-huit mois.... Ma cliente frémit..... ce homme, c'était le père de son enfant.....

Je dois dire que ce cordonnier, habitué à veiller devant un globe de verre rempli d'eau selon la coutume des ouvriers de sa profession avait la vue fort affaiblie. Après quelques com plimens, il prit un tabouret, et se mit à exposer le sujet de sa visite...

— Monsieur, j'ai été un bambocheur, un débauché, un mauvais sujet...

— Ça c'est vrai, répondit le cordonnier en continuant de couper une paire de bottes sur son comptoir.

— J'ai fait des miennes pendant que j'étais chez vous, et je m'en repens »

Ici la demoiselle, dont sa mère eût pu entendre battre le cœur, commença à faire des signes à son séducteur; mais la vue affaiblie de celui-ci ne lui permit pas de les voir.

« Oui, continua-t-il, mademoiselle Suzette que voilà a eu à se plaindre de moi; j'ai mal agi avec elle; mais...

— Hein! que veut-il dire? demanda le cordonnier à sa fille, qui continuait vainement sa pantomime...

— Mon père, répondit-elle en balbutiant, Joseph veut dire que plusieurs fois, quand vous étiez pressé, j'allais le chercher chez le marchand de vin, et qu'il me recevait ordinairement assez mal.

— Non, non, mademoiselle Suzette, ce n'est pas cela, et vous savez qu'il y a entre nous une affaire plus grave.

— Ah çà! mais décidément, cria le père d'une voix retentissante, en lançant à sa fille un regard foudroyant, il y a là-dessous du mystère.

— Vous y êtes, patron... un mystère qui ne me fait pas honneur...

— Je me doute de ce qu'il veut dire, s'écria d'une voix tremblante la pauvre Suzette, forcée de renoncer au langage des signes, que le trop expansif ouvrier ne saisissait pas... Un jour que Joseph avait reçu de l'argent de chez lui, il me dit qu'il allait jouer à la roulette du 113, au Palais-Royal..... Je me permis de lui représenter que ce serait bien mal... Il me répondit que cela ne me regardait pas, et m'envoya...

— Fi donc! interrompit la mère.

— Bien pis que ça, poursuivit l'ouvrier à

l'entendement obtus, mademoiselle ne conte pas le pis; je ne l'envoyai pas du tout... Au surplus, j'ai hérité de douze bons mille francs ; je viens réparer ma conduite passée... et si vous m'acceptez, monsieur, j'épouse mademoiselle Suzette...

— Beau moyen que vous avez pris là! reprit vivement la jeune personne, qui trouvait enfin l'occasion d'imposer silence ouvertement à Joseph..... A-t-on jamais entendu rien de pareil? se faire noir comme la cheminée pour demander ma main à mon père... Il vous l'accordera aussi!...

— Pourquoi pas? répondit le cordonnier... parce que ce garçon a été franc... c'est un honnête homme, un bon ouvrier... Il est devenu raisonnable ; il sera ton mari.»

Il le fut. Le bonheur de la petite cordonnière, que l'indiscrétion même de son amant n'avait pu réussir à compromettre, ne s'est pas encore démenti. C'est maintenant une bottière bien établie, et son mari fait de très bonnes affaires.

ASSISTANCE XIV.

—

La Dame scrupuleuse.

—

Dans les premiers temps de mon établissement rue J.-J. Rousseau, une jeune dame, que j'avais coutume de rencontrer dans le monde, était venue me voir plusieurs fois; elle m'avait confié que la grossesse dont elle atteignait le terme n'était point du fait de son mari, et qu'elle vivait séparée de lui.

« Sous ce rapport, ajouta-t-elle, ma conscience est en repos : le contrat de fidélité conjugale est déchiré entre nous, et j'aime avec sécurité le premier clerc de mon notaire, qui me paie du plus tendre retour. Mais l'enfant de l'amour qui va me devoir la vie ne doit pas entrer dans la famille de mon mari : ce ne serait pas juste ; nous le placerons donc aux Orphelins. »

J'avais bonne envie de répondre à ma cliente : Cela ne sera pas humain ; mais je m'en abstins.

Cette dame, après la confidence qui précède, m'avait, à diverses reprises, fait prier de passer chez elle ; je n'avais pu encore en trouver le temps. Je la vis arriver un dimanche, à six heures du soir, toute haletante ; ses traits étaient contractés, sa voix altérée.

« Ce matin, me dit-elle, quand je vous ai fait demander, je pensais bien que je ne passerais pas la journée sans accoucher. Cependant, comme j'étais restée long-temps sans faire de visite à la tante de mon mari, dame très âgée chez laquelle je dîne souvent, je me suis décidée à m'y rendre aujourd'hui, afin de faire acte de présence avant ma maladie, dont je veux éloigner le soupçon. Mais que je me suis repentie de cette démarche! j'ai cru que j'allais accoucher à table... et jugez du scandale... Car, je le répète, il ne serait pas juste que cet enfant entrât dans la famille de mon mari : la tendresse que je ne lui accorde plus est un bien dont il se soucie peu; il n'en serait pas de même de la portion de fortune que solliciterait un jour le fils ou la fille de mon cher maître-clerc... Dans le ménage, c'est peu de chose, après la lune de miel, que d'attenter aux affections; mais les intérêts, c'est bien différent.

Je m'empressai de donner des soins à ma courageuse cliente : le travail de la nature était déjà si avancé qu'on eût dit qu'elle sortait tout habillée du bain. Néanmoins, elle voulut retourner chez elle; sur l'heure même je l'y accompagnai, non sans crainte, durant le trajet, qu'elle n'accouchât dans la rue. Heureusement nous eûmes le temps d'arriver.

Depuis trois ou quatre mois, j'allais une fois par semaine voir la dame scrupuleuse, comme étant une de ses amies, afin qu'au moment décisif, le concierge de la maison, habitué à me voir, ne pût se douter que je fusse une sage-femme. Du reste, ma grande jeunesse devait éloigner ce soupçon, et le prévint en effet.

On n'est point encore habitué, dans les classes populaires, à concilier l'idée d'un talent distingué avec l'aspect d'un jeune visage, surtout chez une femme. Cela se conçoit : anciennement, l'art des accouchemens n'était, surtout parmi les femmes, que l'effet d'une longue suite d'opérations, faites avec plus ou moins d'adresse, plus ou moins de bonheur : l'expérience naissait d'une habitude routinière qui, le plus souvent, tenait lieu de professeur. Point de principes, point de théorie, point de leçons particulières, pas de démonstration à l'aide de ces pauvres créatures qui, de nos jours, se font accoucher pour 15 francs dans les cours publics; enfin point d'examens qui scrutent le savoir, point de diplômes qui constatent l'étude attentive d'une science dont les écarts peuvent être si funestes. L'âge était l'unique garantie qu'on recherchait chez les dames accoucheuses, et lorsqu'elles se présentaient avec une vieille figure, la confiance était établie. Cette condition inspire aujourd'hui moins de sécurité : l'opinion n'admet comme gage du talent que le temps bien employé, et rejette du compte de l'expérience le temps perdu pour les progrès du savoir.

Les intentions de ma cliente furent remplies ; l'enfant qui lui devait la vie suça le lait de la charité publique ; et l'amante du clerc de notaire se félicite peut-être encore de ce que, grâce à sa délicatesse , son époux a été trahi sans bourse délier.

ASSISTANCE XV.

Jésuitisme de paternité.

Je vous ai montré tout à l'heure l'amour maternel immolé par un scrupule d'intérêt légal ; vous venez de voir une épouse pleine de sécurité dans ses infidélités conjugales, parce qu'elle ne jetait pas un intrus à travers la légitimité du ménage. Il y avait au moins en ceci une certaine probité d'esprit ; quant à la probité du cœur, hélas ! chez nous autres, pauvres femmes, elle est ce qu'elle peut. Voici maintenant un père doué d'une conscience plus élastique encore que celle de la dame dont je viens de vous entretenir.

Un jeune homme d'une physionomie douce, ayant l'air candide comme un séminariste du bon temps, m'amena certain jour *sa bonne amie*, sur le point d'accoucher, et ce ne fut qu'en rougissant jusqu'aux yeux qu'il s'avoua le père de l'enfant à venir. Du reste, ce couple paraissait s'adorer : l'amant surtout affichait une tendresse démonstrative jusqu'au transport, et généreuse jusqu'à la prodigalité; car il me paya d'avance en se plaignant d'avoir à me donner si peu. Cet expansif jeune homme pleurait amèrement quand sa maîtresse éprouvait une douleur; ses membres tremblaient: on eût dit qu'il ressentait le contre-coup des souffrances de la bien-aimée.

Père non moins tendre qu'amant passionné, ce personnage reconnut l'enfant, ordonna un grand baptême, et fit venir une nourrice, dont les soins attentifs charmèrent ma pensionnaire.

Elle confia sans crainte son enfant à cette femme, si bien choisie par la sollicitude du meilleur des pères. Le moment du départ de la nourrice et du nourrisson étant venu, le bon ami me pria de les accompagner, avec lui, jusqu'à une certaine distance; nous montâmes en voiture. Lorsque nous eûmes roulé quelques instans, le monsieur changea soudain de ton. Sa tendresse était une mince superficie, une enveloppe décevante : elle se déchira violemment à nos yeux.

« Arrêtez, cocher, cria le tartufe d'une voix retentissante; puis, s'adressant à la nourrice, il lui dit brusquement : Ma chère, remettez cet enfant à madame; votre mission finit ici.»

A ces mots, il lui donna quelques pièces de cinq francs, la fit descendre, et la congédia.

« Eh mais! monsieur, m'écriai-je avec l'accent de la plus grande surprise, que faites-vous, et quel est votre dessein?

— Vous allez le savoir. La situation de mes affaires ne me permet pas de conserver cet enfant de l'amour et de la maladresse; mais je n'ai pas voulu affliger sa mère en lui annonçant le dessein de l'envoyer aux Orphelins. Nous allons l'y porter nous-mêmes ; je le répète, il m'est impossible de faire autrement. Je vous enverrai des lettres de la prétendue nourrice ; mon amie en viendra prendre connaissance chez vous ; et bientôt l'une de ces lettres annoncera la mort de l'enfant. »

Le plan imaginé par le jeune tartufe s'est accompli ainsi qu'il l'avait conçu : il a eu l'affreux courage d'apprendre à sa maîtresse le décès supposé de son enfant, qu'elle a toujours cru, qu'elle croit encore aujourd'hui, mort chez sa nourrice. Et peut-être viendra-t-il un jour, maçon ou couvreur, exposer ses jours en présence de sa mère, animée, à la vue de son danger, d'une sollicitude, d'une terreur inconnue, que n'expliquera pas suffisamment la simple compassion.

SCÈNES D'INTÉRIEUR.

Un Docteur sybarite.

L'un de nos poètes les plus spirituels, l'auteur de la *Métromanie*, fut arrêté certain soir par le guet, et conduit chez un commissaire de police. Ce genre de magistrature excitait rarement, au dix-huitième siècle, la convoitise des notabilités du siége ou du barreau : M. le commissaire se trouvait être ordinairement un homme bien portant, habile à digérer, expert à percevoir l'amende des délinquans qui balayaient mal le devant de leur boutique, ou qui se battaient le soir entre deux réverbères. Le surplus des fonctions était l'affaire de la robe noire aux larges manches, et d'un clerc aigrefin, qui n'avait pas la manche moins large au figuré que son maître l'avait effectivement.

L'auteur de la *Métromanie* donc, obligé de comparoir devant le commissaire du quartier, dut décliner son nom.

—Ah! c'est fort bien, monsieur Piron, auteur distingué : j'ai souvent entendu parler de vous par mon frère;.... car vous saurez que mon frère est homme d'esprit.

— Je le crois, monsieur, répondit vivement Piron, le mien est bien une grosse bête. »

Cette anecdote que vous trouverez dans tous les *ana*, et qui peut-être a reçu les honneurs du Mathieu Laensberg, n'est pas sans analogie avec une circonstance que voici. Ma maison de la rue J.-J. Rousseau était négligée par le docteur Duroche, alors occupé d'amusemens chez les Dup..., et de soins bien étrangers à l'art de guérir; je me trouvai dans l'obligation d'appeler un autre médecin pour le remplacer dans les consultations des maladies secrètes. On m'en envoya successivement plusieurs; j'eus le malheur de me décider en faveur du docteur P... Hélas! ce fut un triste choix. Avez-vous remarqué quelquefois ces beaux chevaux de carrosse aux formes élégantes, à l'allure fière et noble, secouant la tête avec dignité, frappant du pied avec une sorte d'harmonie? tout en eux séduit le regard. Mais s'il faut entraîner rapidement la voiture à laquelle ils sont attelés, toute cette belle apparence est souvent démentie : ces superbes coursiers manquent de courage, de vigueur, et le fouet même du cocher ne peut vaincre leur paresse. Tel, à part la dignité humaine et le doctorat, était M. P... Je lui avais remis avec confiance la direction médicale de ma maison, où, chaque jour, il venait de dix à douze malades solliciter des consultations. Eh bien! quand il en avait donné deux ou trois dans la journée, c'était beaucoup pour lui; encore fallait-il se résigner à les attendre patiemment. M. le docteur ne se levait qu'à midi, et ne mettait en émission sa science médicale qu'après l'avoir corroborée par un ample déjeuner... Et quelle science, bon Dieu! A deux heures, occupé ou non, M. P... partait pour la promenade; s'il le fallait même, il perçait audacieusement, dans sa fuite, la haie épaisse de cliens souffreteux qui attendaient ses conseils: plus impertinent en cela que le ministre Louvois; car au moins cet homme d'état célèbre échappait, par une porte de derrière, à l'importunité des solliciteurs. Mon déserteur, après avoir pris un exercice salutaire à sa digestion du matin, favorable à son appétit du soir, entrait chez un restaurateur, dînait en épicurien, se promenait derechef, le cure-dent à la main, ou s'étendait avec nonchalance sur la banquette d'un spectacle, et l'on ne revoyait pas le docteur sybarite rue J.-J. Rousseau avant onze heures ou minuit. Durant son absence prolongée, le sentiment du devoir était, pour M. P... un être de raison, et l'humanité souffrante devenait ce qu'elle pouvait.

J'eus cependant la patience de conserver un tel médecin assez long-temps; je ne conçois plus aujourd'hui cette longanimité, et je me la reproche encore de temps en temps. M. P... en profita, lui, tant qu'il put, content d'être nourri en partie et logé gratis; car je lui avais donné un appartement au-dessus du mien, où il tenait son cabinet médical. Il souriait bénignement aux jouissances présentes, et jetait à ses pieds les élémens de bien-être à venir dont la fortune voulait chaque jour emplir ses mains.

En quittant mon établissement, le docteur P... s'est avisé de former une maison de santé dans un faubourg de Paris; je ne suis pas informée pertinemment des destinées de cette maison, mais si le docteur n'a pas appris son art et oublié ses habitudes sybaritiques, je plains fort les malades qui s'y font traiter; je ne plains guère moins le spéculateur qui la dirige. Or, voici précisément le point de connexité de mon anecdote avec celle dont Piron fut le héros. M. P... était le neveu d'un savant de haute capacité, que les personnes de quarante à cinquante ans se souviennent d'avoir entendu professer à l'Ecole de Médecine, avec autant d'originalité que de distinction. Certes, les médecins qui étaient élèves au commencement de ce siècle ne peuvent avoir oublié un petit homme aux yeux scintillans d'inspiration, aux traits animés, à l'accent méridional, qui inculquait sa méthode en frappant du poing le marbre de l'amphythéâtre... La médecine lui dut une réforme qui s'est noyée depuis dans les progrès d'une nouvelle école; mais alors cette réforme fut un bienfait.

Me résumant sur le parallèle que j'ai voulu établir, je dirai que M. P.... le sybarite avait un oncle d'un immense talent, comme le commissaire du dix-huitième siècle avait un frère homme d'esprit; et que M. P.... le savant professeur avait un neveu dont, sans trop de calomnie, il eût pu dire ce que Piron disait de son frère.

En parlant du fameux docteur P...., que l'on appelait le Willis français* (il est bien entendu que c'est de l'oncle qu'il s'agit), je me rappelle un épisode de ma carrière, qui aurait dû trouver place ailleurs. On avait modelé à la Salpêtrière la tête d'une dame, morte aliénée, et cette tête présentait, à ce qu'il paraît, un caractère curieux. Or la femme à qui elle avait appartenu était une de mes clientes, rue de l'Odéon; je dois à son sujet réparer une omission. Rue de l'Odéon donc je vis un jour entrer chez moi une dame nu-tête, les mains dans les poches de son tablier, et du reste habillée avec une sorte de négligence qui était loin d'annoncer l'opulence.

« Madame, me dit-elle sans préambule, je viens pour que vous m'accouchiez.

—Je dois vous prévenir, madame, que je prends assez cher, et que je fais peu d'accouchemens hors de ma maison.

* Willis, fameux médecin anglais, célèbre pour le traitement de l'aliénation mentale.

— Oh! mais je ne marchanderai pas; j'ai le moyen de payer vos soins, quelque prix que vous y mettiez... Ma maison fait face à la vôtre, et mon mari est M. W****, ce coutelier anglais, fameux surtout pour les instrumens de chirurgie.

— J'ai l'honneur de connaître M. W****.

— Vous devez savoir alors qu'il fabrique des forceps d'une forme excellente; j'en ai choisi un petit fort gentil, avec lequel je veux que vous m'accouchiez; car il est bon que vous sachiez qu'on ne me délivre jamais autrement.

— Cependant, madame, il arrive souvent que la nature...

— Ah! la nature, la nature, voilà qui est bientôt dit; les médecins aussi vous parlent sans cesse de la nature, et tout en l'invoquant, ils se font les bourreaux des pauvres femmes en couches...J'aime mieux le forceps, voyez-vous; cela ne parle point d'humanité, et cela agit plus humainement. M. Dubois vient tous les jours chez moi; il croit qu'il m'accouchera: mais je ne veux pas de lui, et je compte sur vous.

—Je vous remercie de votre confiance, et puisque vous êtes ma voisine, veuillez me prévenir lorsque les douleurs vous prendront. »

Environ deux mois après cet entretien, madame W**** me fit demander : lorsque j'entrai, je trouvai sur son lit le *joli petit* forceps qu'elle affectionnait; mais je ne m'en servis point, quoique je lui eusse persuadé que j'en allais faire usage. Dans l'intime conviction où elle était que je le lui avais appliqué, elle tira un argument de plus en faveur de son instrument favori, de l'accouchement le plus naturel du monde : voilà bien la prévention.

J'avais d'abord pris les bizarreries que je viens de rapporter pour une anomalie accidentelle, tenant à la grossesse; mais je ne tardai pas à m'apercevoir que madame W**** était atteinte d'une aliénation mentale; et j'appris, sans surprise, environ six mois après ses couches, que, sans aucun motif de chagrin, sans même la moindre cause de contrariété, cette dame s'était précipitée par une croisée. Sa tête, ainsi que je l'ai dit plus haut, fut modelée et portée à la Salpétrière, comme présentant des signes curieux de folie : ce fut, je crois, à propos de ce que le docteur P...., m'en avait dit que je me rappelai l'épisode qui précède, et que j'en pris note.

ASSISTANCE XVI.

—

Une Intrigue utile.

—

On voit d'ordinaire beaucoup de monde dans les noces qui se font à Paris ; de plus la circonstance, les plaisirs du jour, quelquefois l'influence du lieu peuvent étourdir la raison et faire broncher la sagesse. J'ai connu bon nombre de maris qui ne laissaient jamais leurs femmes assister aux solennités nuptiales, même lorsqu'ils y étaient eux-mêmes invités. Il y a dans ces sortes de cérémonies tant de laisser-aller, tant de lestes plaisanteries sur le dénouement de la journée, tant de toilettes à réparer dans les chambres environnant la salle du banquet, tant de dames ou de demoiselles que les longueurs du festin obligent à s'absenter momentanément, enfin, tant de jeunes convives entreprenans disposés à mésuser de ces éclipses, commandées par la nécessité... Vrai, les maris qui ne veulent pas que leurs femmes aillent aux noces n'ont pas grand tort. Malheureusement les dames ont rarement le pouvoir d'interdire ces mêmes réjouissances à leurs époux, et vous allez voir que l'inconvénient est à peu près aussi grave d'un côté que de l'autre.

Un négociant qui résidait, il y a quelques années, assez près de la place du Caire, fit connaissance, dans une noce, d'une dame aimable ; profita-t-il du mouvement que je signalais tout à l'heure pour terminer ce jour même le roman commencé au bruit des violons ; ou les scrupules de sa belle eurent-ils une longévité de quelques jours, de quelques semaines? je l'ignore; mais ce point est peu essentiel à fixer : On peut toutefois présumer, non seulement une prompte défaite, mais une défaite habituelle de la dame, puisqu'il demeure prouvé qu'elle octroya à notre négociant un supplément amer de ses bontés. Rien de communicatif comme ce fatal présent : la femme du commerçant, enceinte de huit mois, en fut soudainement pourvue. Le pauvre homme, désespéré de ce ricochet syphilitique, vint se faire soigner chez nous, et prendre les médicamens dont il avait besoin, en nous faisant part des inquiétudes qu'il éprouvait sur les dangers de son innocente épouse. Il n'eût pas voulu, pour tout au monde, qu'elle connût ni la maladie dont il était infesté ni sa propre situation, et l'on pouvait, avec certaines précautions, les lui cacher. Mais le médecin qui l'avait assistée dans une première couche était déjà retenu pour celle qui approchait, et notre pauvre client ne pouvait consentir à mettre ce docteur dans sa confidence. Une autre crainte encore le tourmentait : il nous demandait chaque jour avec anxiété si l'enfant pouvait avoir contracté la maladie dans le sein de sa mère. Nous lui répondions, d'après notre propre conviction, que l'invasion étant récente, le virus n'avait pu passer encore dans le sang de la mère, et que conséquemment le fœtus devait en être exempt.

Cependant il était indispensable que la personne qui devait accoucher sa femme fût initiée au secret de sa maladie, afin de prendre, en la délivrant, les précautions nécessaires pour que l'enfant ne fût pas infesté au passage ; car c'est toujours en ce moment que cela arrive quand l'accoucheur a négligé les moyens préservatifs indiqués. Or je viens de dire que le négociant répugnait à prendre pour confident le médecin de sa femme ; il fallait donc s'ingénier pour la déterminer à recevoir une autre personne à son chevet, et cette autre personne, ce devait être moi. Tombé en flagrant délit d'immoralité, ce fut par de beaux discours de pudeur et de morale que ce mari pécheur se prit à arraisonner sa victime : il lui peignit avec éloquence, avec chaleur l'inconvenance, l'indécence même des accouchemens faits par des hommes.

« C'est un abus à réformer, poursuivit-il, surtout à Paris, où tant de sages-femmes habiles se sont formées depuis quelques années. Apprends, ma chère, qu'on m'en a indiqué une excellente, madame Alexandrine Jullemier; je t'engage fortement à l'aller voir; je suis sûr qu'elle te conviendra, et si tu lui donnes ta confiance, ce sera un bon exemple. »

La dame hésitait un peu; son mari ajouta :

« Je voudrais que tu eusses entendu, comme moi, les médecins de Paris deviser indiscrètement sur les accouchemens; ton parti serait bientôt pris..... Il y a huit jours encore, le docteur R***, sous-lieutenant dans notre légion, égayait une veillée au corps-de-garde des remarques qu'en telle et telle circonstance, il avait faites sur ses clientes brunes ou blondes; il nous donnait en vérité des signalemens on ne peut plus minutieux. Tu conviendras que c'est fort désagréable pour les dames et les

Ouvrages publiés récemment [illegible]

LE COMTE DE HORN, 1720; par Marie Aycar. 4 vol. [illegible] ouvrage dans lequel on trouve développé le système de Law [illegible] fr.

CELUI QU'ON AIME, par le même, 4 vol. in-12, [illegible] fr.

LA FILLE DU PORTEUR D'EAU, 4 vol. in-12, [illegible]

LE CENTENAIRE, par E. Jouy, de l'Académie Française, [illegible] in-8. [illegible]

JUIVE ET MAURESQUE, mœurs d'Alger; par Hippolyte Bonnellier, 1 vol. in-8. 7 fr. 50.

AINÉE ET CADETTE; par Auguste Ricard, 4 vol. in-12. (deuxième édition) 12 fr.

LES ÉTRENNES DE MON ONCLE, 1 joli vol. in-12, 3 fr.

Sous Presse :

SILVIO OU LE BOUDOIR, par Marie Lafon. 1 joli vol. in-8, orné de 2 grav. 7 fr. 50.

NOUVEAUX CONTES POPULAIRES, traduits de l'anglais de Miss Edgeworth, par madame Élise Voïart, 4 vol. in-12, 12 fr.

MAISON DE CINQ ÉTAGES, par Auguste Ricard, 4 vol. in-12, 12 fr.

Imprimerie de P. BAUDOUIN, rue Mignon, n. 2.

www.ingramcontent.com/pod-product-compliance
Ingram Content Group UK Ltd.
Pitfield, Milton Keynes, MK11 3LW, UK
UKHW012151240726
13966UKWH00001B/254